图解

以膏代灸

主　编◎常小荣　刘迈兰　刘　密

副主编◎刘红华　陈美仁　欧阳里知　邵　渝　刘　梨　冯　芳　谢　辉

编　委◎王　晶　王英姿　王海宽　方　园　尹鸿智　石　佳　刘　祎
　　　　刘　倩　刘　涛　刘　琼　刘　霞　刘惠娟　汤　伟　许　沁
　　　　阳晶晶　李　南　杨　舟　杨茜芸　肖山峰　呙安林　佘　畅
　　　　张国山　张彬彬　范丽红　郁　洁　罗　坚　罗晓婷　周　巍
　　　　孟　盼　赵　钊　胡小珍　胡明岸　胡舒宁　钟　欢　钟　峰
　　　　高玉杰　唐雨兰　黄　河　黄宇辉　曹佳男　阎卉芳　葛君芸
　　　　曾　理　谭　静　谭金曲　谭舒怀　黎铭玉　魏　星

华中科技大学出版社
http://www.hustp.com
中国·武汉

内容简介

本书采用一病一图谱的方式指导膏药的敷贴,从经络穴位理论出发,以膏药为切入点,结合艾灸的温热刺激特点,以温灸膏为例,既介绍艾灸、经络、穴位,表述温灸膏的作用原理,又对每一个具体证证,简要介绍疾病的症状表现、治疗法则及经穴处方,简明易操作。

本书内容全面且翔实,图文对照,适用于从事针灸临床的医务工作者,也可作为中医针灸爱好者的参考用书,同时也可以作为家庭必备指导医书。

图书在版编目(CIP)数据

图解以膏代灸/常小荣,刘迈兰,刘密主编.—武汉:华中科技大学出版社,2019.10
ISBN 978-7-5680-5709-7

Ⅰ.①图…　Ⅱ.①常…　②刘…　③刘…　Ⅲ.①膏药疗法-图解　Ⅳ.①R244.9-64

中国版本图书馆 CIP 数据核字(2019)第 202314 号

图解以膏代灸　　　　　　　　　　　　　常小荣　刘迈兰　刘　密　主编
Tujie Yigaodaijiu

策划编辑:陆修文　周　琳
责任编辑:周　琳　张　琴
封面设计:原色设计
责任校对:张会军
责任监印:周治超
出版发行:华中科技大学出版社(中国·武汉)　　电话:(027)81321913
　　　　　武汉市东湖新技术开发区华工科技园　　邮编:430223
录　　排:华中科技大学惠友文印中心
印　　刷:湖北新华印务有限公司
开　　本:710mm×1000mm　1/16
印　　张:17
字　　数:325千字
版　　次:2019年10月第1版第1次印刷
定　　价:49.00元

主编简介

常小荣

二级教授,博士生导师,国家"万人计划"教学名师,全国中医药高等学校教学名师,全国优秀科技工作者,湖南省教学名师,第五批、第六批全国老中医药专家学术经验继承工作指导老师,湖南省医学学科领军人才。现任湖南中医药大学省级重点学科学术带头人、国家级中医技能实验教学中心主任、国家中医药管理局经穴-脏腑相关重点研究室主任,兼任湖南省针灸学会会长、中国针灸学会常务理事,以及中国针灸学会针灸治未病专业委员会、循证针灸学专业委员会与针法灸法专业委员会副主任委员。

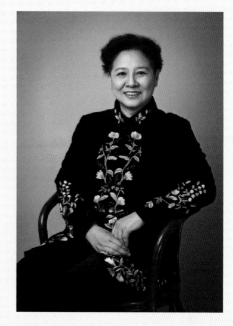

近五年主持国家自然科学基金课题 5 项,主持国家重点基础研究发展计划(973 计划)课题 3 项、省部级课题 8 项。获得国家科技进步二等奖 1 项,教育部科技进步一等奖 1 项、二等奖 2 项,教育部自然科学奖二等奖 1 项,中华中医药学会科技进步二等奖 2 项,中国针灸学会科技进步二等奖 2 项,湖南省自然科学二等奖 1 项,湖南省科技进步二等奖 1 项、三等奖 5 项,湖南省教学成果一等奖 1 项、二等奖 2 项。发表学术论文 200 余篇,被 SCI 收录 15 篇,主编国家级规划教材 4 本,参编国家规划教材 18 本,主编著作 20 余本,其中《手到病能除——二十四节气经络穴位养生》和《图解小儿推拿保健》均被评为湖南省优秀科普作品。

前　言

本书有感于这样一个现象：老百姓有点小小的痛痒之后，往往习惯在药店选择膏药，他们通常只会将膏药敷贴于患处，收效时有时无，并不懂得膏药只有在正确敷贴部位才会收效。本书旨在指导膏药的贴敷，从经络穴位理论出发，以膏药为切入点，结合艾灸的温热刺激特点，以温灸膏为例，既浅显易懂地介绍艾灸、经络、穴位，表述温灸膏的作用原理，又对每一个具体病证，简要地介绍疾病及其病因病机，并且采用一病一图谱的方式，简明易操作。患者或医护人员只需翻开书，看到膏药敷贴的部位，依样贴敷即可。该书可以成为家庭必备指导医书，也可以作为科普读物。本书的学术价值在于丰富灸法和膏药的治疗方式，将温灸膏的理论与临床实践进行系统阐述，是对灸法技法的延展，也是对膏药的推进发展，因此该书也是响应当前基层卫生院和乡村诊所开展中医药适宜技术的推广，为基层医生提供适宜技术支持而编著的一部技术指导用书。

本书介绍了以膏代灸的基础知识和临床应用，分为基础篇和运用篇。基础篇分为五个章节，第一章以非专业读者的视角走进艾灸、巧用艾灸以达到认识艾灸；第二章带领读者从灸法的温通经脉、温补脏腑的作用，了解以膏代灸的理论内涵与目的；第三章以科普的语言向读者介绍经络与穴位的基础知识；第四章按照十四经脉的功能特点，如养护人体阳气的督脉、固护人体元阴的任脉等，详细介绍每一条经脉的循行、功能与主治；第五章按照相同功能特点分类，介绍了补益、温通、祛痰止咳平喘、消导、利水祛湿、宁心安神、活血化瘀、祛风、疏通、开窍十大类穴位。运用篇介绍了以膏代灸膏药贴敷在内科、骨伤科、外科、妇儿科及五官科等临床常见疾病中的具体运用，包括疾病的病因病机、辨证论治、膏药贴敷的具体处方等内容。本书内容全面而翔实，图文对照，不仅适用于从事针灸临床的医务工作者，而且也可作为中医针灸爱好者的参考借鉴。

限于编者的水平，本书不足之处在所难免，敬请读者批评指正，以利修订提高。

编　者

目 录

运用篇

第十章　以膏代灸调理五官科病证

基础篇

第一章 认识艾灸

第一节 走进艾灸

一、认识艾

(一) 鲜艾

艾为菊科多年生灌木状草本植物,自然生长于山野之中,我国各地均有生长。古代以蕲州出产者为佳,特称为蕲艾。

艾在春天里抽茎生长,茎直立,高 60～120 厘米,具有白色细软的绒毛,上部有分枝。茎中部的叶呈卵状三角形或椭圆形,有柄,羽状分裂,裂片呈椭圆形至椭圆状披针形,边缘具有不规则的锯齿,上表面为深绿色,有腺点和极细的白色软毛,背面有灰白色绒毛,近茎顶端的叶全绿,呈椭圆形、披针形或线形。头状花序,无梗,有苞片,略有白色细软丝状毛,7—10 月开花,瘦果呈椭圆形,艾叶有芳香气味。

(二) 艾绒

在每年的农历 4—5 月间,采集肥厚新鲜的艾叶,放置阳光下,曝干燥,然后在石臼中,用木杵捣碎,筛去杂梗和泥沙,再晒、再捣、再筛,如此反复多次,就成为淡黄色、洁净、细软的艾绒。艾绒可以搓捏成大小不同的艾炷,易于燃烧,燃烧时热力温和,能穿透皮肤,直达深部。

艾绒按加工(捣筛)程度不同,分为粗细几种等级。可以根据临床病情的需要选用不同等级的艾绒:直接灸,用细艾绒;间接灸,用粗艾绒。

艾绒的质量,对施灸的效果有一定影响。质量好、无杂质、干燥、存放久的艾绒效力大、疗效好;反之,则疗效差。劣质艾绒,生硬且不易团聚,燃烧时火力旺盛,易使患者有灼痛感,难以忍受,因杂质较多,燃烧时常有爆裂的危险,燃烧的艾绒散落易灼伤皮肤,在使用时须注意。

艾绒的储藏:新产艾绒内含挥发性油脂较多,灸时火力过强,故以陈久的艾绒为上品。《本草纲目》载:凡用艾叶,灸火则易伤人肌脉。《孟子》有"七年之病,求三年之艾"之说。因艾绒以陈久之品为好,故制成后须经过一段时期的储藏。因艾绒具有吸水的特性,故易受潮,保藏不善,则易霉烂虫蛀,影响燃烧。因此,平时应保藏在干燥之处,或于密闭的、干燥的容器内存放。每年当天气晴朗时要反复曝晒几次,以防潮湿和霉烂。

(三)艾炷

一般是将纯净陈久的艾绒置于平板上,用拇指、食指、中指三指边捏边旋转,把艾绒捏成上尖下平的圆锥状小体。或者用艾炷器制作。

艾炷在使用时,不仅放置方便、平稳,而且燃烧时火力由弱到强,比较容易耐受。用艾炷施灸,每燃尽一个艾炷,就称之为一壮。

根据临床需要,艾炷常分为三种规格:小型艾炷如麦粒大,可直接放于穴位上燃烧(直接灸);中型艾炷如半截枣核大;大型艾炷如半截橄榄大,常用于间接灸(隔物灸)。

一般临床上常用中型艾炷,炷高 1 厘米,炷底直径约为 0.8 厘米,炷重约为0.1克,可燃烧 3~5 分钟。

(四)艾条

一般在家里经常使用的是艾条。艾条又称为艾卷,是指用艾绒卷成的圆柱状长条。根据艾条里面是否含有药物,又分为纯艾条(清艾条)和药艾条两种。一般艾条长 20 厘米,直径为 1.2 厘米。

自己制作艾条的方法:取制好的陈久艾绒 24 克,平铺在长 26 厘米、宽 26 厘米,质地柔软、疏松且坚韧的桑皮纸上,将其卷成直径约为 1.5 厘米的圆柱形长条,卷得越紧越好,再用胶水或糨糊封口即可。

二、艾的药用功效

艾,又名家艾、艾蒿。它的茎、叶都含有挥发性芳香油,其产生的奇特芳香,可驱蚊蝇、虫蚁,净化空气。中医常以艾入药。艾叶,性温,味苦、辛,归肝、脾、肾经。能温经脉、逐寒湿、止冷痛,主要用于虚寒型病证,对妇女崩漏下血尤宜,是妇科要药。艾叶炒炭可止血,可用于治疗虚寒型月经过多、崩漏下血、妊娠胎漏等。煎汤外洗可治疗湿疮疥癣,具祛湿止痒的功效。

将艾叶捣绒,制成艾条、艾炷,可用于灸疗。在《本草纲目》中记载:艾叶能灸百病。《本草从新》曰:艾叶苦辛,生温,熟热,纯阳之性,能回垂绝之阳,通十二经,走三阴,理气血,逐寒湿,暖子宫,止诸血,温中开郁,调经安胎……以之灸火,能透诸经而除百病。《神灸经纶》载:夫灸取于火,以火性热而至速,体柔而用刚,能消阴翳,走而不守,善入脏腑。取艾之辛香作炷,能通十二经,走三阴,理气血,以治百病,效如反掌。说明用艾叶作施灸材料,有通经活络、祛除阴寒、回阳救逆等多方面的作用。

现代医学的药理研究表明艾叶还是一种广谱抗菌、抗病毒药物,对多种病毒和细菌都有抑制和杀伤作用,对呼吸系统疾病有一定的防治作用。艾叶的化学成分如表 1-1-1 所示。

表 1-1-1　艾叶的化学成分

成分	含量/(%)
无氮有机物	66.85
含氯有机物	11.31
水分	8.98
镕醚成分(其中含挥发油 0.02%)	4.42
离子成分(包括钾、钠、钙、镁、铝)	8.44

三、艾灸的作用机制

关于艾灸的作用机制,目前还没有一种学说能够完全阐释,当前的相关研究主要倾向于以下几种观点。

(1)局部的温热刺激是治疗疾病的关键因素。这种温热刺激,可以改善局部血液循环和淋巴循环,加速细胞新陈代谢,促进炎症、血肿等病理产物的吸收,修复损伤组织,使肌肉、神经的功能与结构恢复正常,使机体内环境恢复相对平衡或建立一个新的平衡,从而达到调理及治疗疾病的目的。

(2)机体在艾灸的温热作用下,激活了体内的一些特殊物质。有报道称,艾灸可以增加放射疗法(放疗)、化学疗法(化疗)患者白细胞的数量,而且艾灸产生的白细胞成熟度高。对机体进行艾灸,可以增加白细胞、巨噬细胞等的数量,从而激活和加强机体免疫系统的功能,发挥其抵御外邪、杀伤细菌病毒、捍卫健康的作用。

(3)艾灸通过经络调节发挥作用。艾灸的温热刺激作用于经络腧穴,是对经气的一种激发,通过腧穴的双向良性调节作用,从而发挥其调节气血、平衡阴阳的功效。

(4)艾灸使机体产生了一些应激反应从而达到治疗目的。艾灸产生的温热刺激对机体来说,属于一个外来刺激,机体作为一个有机整体,在接受这种外来刺激的时候,会产生一种冲动,激发机体产生神经体液反应等一系列调节活动来适应这种变化,从而产生一种反馈性的良性调节作用,发挥治疗疾病的作用。

(5)艾叶燃烧时的气味发挥作用。艾叶燃烧时产生的芳香气味,通过呼吸系统作用于机体,可以产生通经活络、醒脑安神的作用。

艾灸是通过多系统、多途径综合作用发挥效应的,神经系统、免疫系统及内分泌系统等均参与机体的调节过程,人体的反应性也是艾灸发挥作用的一个重要因素,各因素相互影响、相互补充,共同发挥预防保健及治疗疾病等调节作用。

四、艾灸的治疗特点

1. 适用范围广　艾灸的适用范围广泛,临床各科都有适用。内科、儿科、妇科、男科、皮肤科、外科、骨伤科、眼科和耳鼻咽喉科诸多常见病、多发病都可用本疗法进行治疗。同时,艾灸还能激发人体正气,增强抗病能力,起到防病保健的作用。

2. 治病疗效佳　无数实践证明,艾灸在临床治疗上见效快、疗效佳,同时还可以弥补针药之不足。凡是适合本疗法治疗的疾病,都有较好的疗效,有的用一次即可见效。即使对久治不愈的慢性疾病,只要耐心坚持治疗,也有一定的疗效。

3. 方便又及时　本疗法不仅可以在医院使用,也可在家庭进行自疗和互疗。其方便及时的特点,正符合中医"贵在早治"的医疗观点。艾灸操作很简便,只需指定艾灸的部位和艾灸的时间,患者就可以进行自灸,这样更易于调节温度。有些慢性胃肠炎和神经衰弱等的患者,每天到医院针灸,往返不便捷。患者学会自灸,这样既方便又及时,而且可以得到很好的效果。

4. 简便而易学　艾灸具有简便易学、入门容易等特点。因此,诸多民间医生和普通群众都会使用,并取得了很好的疗效。即使不懂医、没有文化的人,也能学会并使用艾灸。若具有中医学知识,掌握脏腑经络学说者,则学起来更快,效果更好。

5. 安全且价廉　艾灸比针刺疗法更安全,不会出现滞针、弯针、断针和晕针等现象,虽然瘢痕灸会产生灸疮,但这种现象有助于提高疗效。本疗法既安全可靠,又经济实惠。所用的主要材料是艾叶,艾叶可自己采集,自己加工制成艾炷和艾条,点燃即可治病。艾叶采集容易,因此,在缺医少药的地区,特别是偏远农村山区更适用本疗法。

第二节　巧施艾灸

艾灸治疗疾病,历史悠久。最早只是单纯地应用艾叶进行灸疗,后来衍化为多种灸法,一般可分为艾灸和非艾灸两大类。艾灸疗法种类繁多,可以分为艾炷灸、艾条灸、温灸器灸,而每一种艾灸疗法又有不同的操作方法,临床实践时选择合适的方法非常重要。

一、艾炷灸

将艾炷放在穴位上施灸,称为艾炷灸。艾炷灸可分为直接灸和间接灸两种。

1. 直接灸　将艾炷直接放在皮肤上施灸的方法,称为直接灸。根据灸后有无烧伤化脓,又分为无瘢痕灸和瘢痕灸。

（1）瘢痕灸:又称化脓灸、烧灼灸,艾炷直接放在穴位上施灸,局部组织经烫伤、溃破、化脓，留永久瘢痕。

瘢痕灸的操作方法如下。

①点穴：因瘢痕灸施治时间较长，疼痛剧烈，要求患者选择平正、舒适的体位。待体位摆好后，可用圆棒蘸龙胆紫或用墨笔在穴位上划点标记。

②施灸：首先按要求制作好艾炷，除单纯采用细艾绒外，还可在艾绒中加入一些芳香性的药末，如丁香、肉桂（丁桂散）等，有利于热力的渗透。然后，在施灸的穴位处涂以少量的葱汁或凡士林，以增强黏附和刺激作用。艾炷放好后，用线香将其点燃。每灸完 1 壮，以纱布蘸冷开水抹净所灸穴位，按前法再灸，一般可灸7～9 壮。由于此种灸法较痛，故在艾炷烧近皮肤，患者感到灼痛时，可在施灸穴位周围用手指轻轻拍打，以减轻痛感。此外，还可以用麻醉的方法以防止灸痛。

③敷贴药膏：灸治完毕后，应将局部擦拭干净，然后在施灸穴位上敷贴玉红膏或创可贴，每 1～2 天换贴 1 次。数天后，灸穴逐渐出现无菌性化脓反应，如脓液多，膏药应勤换，经 30～40 天，灸疮结痂脱落，局部留有瘢痕。

在灸疮化脓时，应注意局部清洁，避免污染，以免并发其他炎症。同时，可多食一些营养较丰富的食物，促使灸疮的正常透发，有利于提高疗效。

本法在古代常用，目前多用于疑难、顽固性病证，如哮喘、脱骨疽、肺痨、风寒湿痹及保健灸等。

（2）无瘢痕灸：又称非化脓灸，施灸以温熨为主，不致透发成灸疮，不留瘢痕。

无瘢痕灸的操作方法：先将施灸部位涂以少量的凡士林，然后将小艾炷放在穴位上，并将其点燃，不等艾火烧到皮肤，当患者感到灼痛时，即用镊子将艾炷夹去或压灭，更换艾炷再灸，连续灸 3～7 壮，以局部皮肤出现轻微红晕为度。因其不留瘢痕，易被患者接受。

本法适用于虚寒型病证以及各种小儿虚弱证，如腹痛、腹泻、腰痛、痛经、阳痿等。

2. 间接灸 又称间隔灸或隔物灸，指在艾炷下垫一衬隔物放在穴位上施灸的方法，称间接灸。因其衬隔物的不同，又可分为多种灸法。间接灸火力温和，具有艾灸和药物的双重作用，患者易于接受，较直接灸常用，适用于慢性疾病和疮疡等。

（1）隔姜灸：将新鲜生姜切成约 0.3 厘米厚的薄片，中心处用针穿刺数孔，上置艾炷，放在穴位上，当患者感到灼痛时，可将姜片稍许上提，使之离开皮肤片刻，旋即放下，再行灸治，反复进行。或在姜片下垫一些纸片再灸，直到局部皮肤出现潮红为止。生姜味辛，性微温，具有解表、散寒、温中、止呕的作用。故此法多用于治疗外感表证和虚寒型病证，如感冒、咳嗽、风湿痹痛、呕吐、腹痛、泄泻等。

（2）隔蒜灸：将独头大蒜切成约 0.3 厘米厚的薄片，中间用针穿刺数孔，放在穴位上或患处，用艾炷灸之，每灸 4 壮，更换蒜片。每穴 1 次可灸 5～7 壮。因大蒜液对皮肤有刺激性,灸后容易起疱,故应注意防护。大蒜味辛,性温,有解毒、健胃、杀虫之功。本法多用于治疗肺痨、腹中积块及未溃疮疖等。

(3)隔盐灸:又称神阙灸,本法只适用于脐部。其操作方法是:患者仰卧屈膝,以纯白干燥的食盐填平脐孔,再放上姜片和艾炷施灸。如患者脐部凸出,可用湿面条围脐使其形如井口,再填盐于脐中,如上法施灸。该方法适用于急性腹痛、吐泻、痢疾、四肢厥冷和虚脱等证,具有回阳救逆的功效。凡大汗亡阳、肢冷脉微之脱证,可用大艾炷连续施灸,不计壮数,直至汗止、脉起、体温回升、症状改善为止。

(4)隔附子(饼)灸:以附子片或附子饼(将附子切细研末,以黄酒调和做成厚约0.3厘米、直径约2厘米的圆饼)作为间隔,上置艾炷灸之。由于附子辛、温、大热,有温肾补阳的作用,故用来治疗各种阳虚证,如阳痿、早泄以及外科疮疡、窦道、盲管,久不收口,或既不化脓又不消散的阴性、虚性疮疡。可根据病情选取适当部位进行灸治,更换附子饼,直至皮肤出现红晕为度。有人将附子或其他一些温热、芳香药物制成药饼作为间隔进行灸治。艾灸时在药饼下衬垫纱布,以防烫伤,药饼灸后可重复使用。

(5)隔豆豉饼灸:以淡豆豉为细末,过筛,量创口的大小,以适量的药末和黄酒做成厚约0.3厘米、软硬适中的圆饼,放于创孔周围,上置艾炷灸之,勿使皮破,每日灸1次,以愈为度。淡豆豉味苦,性寒,具有解表发汗、除烦的功效。本法对疮疽发背,恶疮肿硬不溃、不敛,创色黑暗者最有效,可加快创口愈合。

(6)隔胡椒饼灸:以胡椒末适量,加面粉和水制成厚约0.3厘米、直径约2厘米、中央呈凹陷形的圆饼,置适量药末(如丁香、麝香、肉桂等)于凹陷内填平,上置艾炷灸之,每次5~7壮,以觉温热舒适为度。胡椒味辛,性热,有温中散寒之功,主要用于治疗胃寒呕吐、腹痛泄泻、风寒湿痹和面部麻木等。

(7)隔黄土灸:用水调黄土,制成直径为0.2~0.3厘米、厚0.5~0.8厘米的薄饼,贴在应灸穴位上或患处,再将艾炷放在黄土饼上点燃施灸。当艾炷燃尽,易炷再灸,直至灸完应灸的壮数。可用于治疗发背疔疮初起、白癣、湿疹等。

(8)隔核桃壳灸:又称隔核桃壳眼镜灸。取1个核桃从中线劈开,去仁,取壳(壳有裂缝者不可用)备用。用细铁丝制成一副眼镜,镜框的外面再用铁丝向内弯一个钩形,高和长均约2厘米,以备施灸时插艾条用。灸治前先将核桃壳放于菊花液中浸泡3~5分钟,取出套在镜框上,插上长约1.5厘米的艾条,点燃后戴在患眼上施灸。本法具有祛风明目、活血通络、消炎镇痛等作用,可用于结膜炎、近视眼、中心性视网膜炎及视神经萎缩等疾病。

(9)隔面灸:取适量面粉和水制成厚约0.5厘米的面饼,用针穿刺数孔,放于患处,上置艾炷灸之。面粉是由小麦磨粉筛去麸皮而成。《本草纲目》云:新麦性热,陈麦平和。小麦面味甘,性温。面入心、脾、肾经,具有养心、益肾、除热、止渴、消肿的功能。本法适用于恶疮、痈肿、外伤血瘀等。

二、艾条灸

艾条灸是艾灸疗法的一种,是用特制的艾条在穴位上进行薰灸或灼烫的方法。如用在艾绒中加入辛温芳香类药物制成的药物艾条施灸,称为药条灸。艾条灸有悬起灸和实按灸两种。

1. 悬起灸 将点燃的艾条悬于施灸部位之上的一种灸法。一般艾火距皮肤约 3 厘米,灸 10～20 分钟,以灸至皮肤温热红晕,而又不致烧伤皮肤为度。悬起灸的操作方法又分为温和灸、回旋灸和雀啄灸。

(1)温和灸:将艾卷的一端点燃,对准施灸部位,距离皮肤 2～3 厘米,进行熏烤,以患者局部有温热感而无灼痛为宜,一般每穴灸 10～15 分钟,至皮肤红晕为度。如遇到昏厥或局部知觉减退的患者或小儿时,医生可将食指、中指置于施灸部位两侧,这样可以通过医生的手指来测知患者局部受热程度,以便随时调整施灸的距离,掌握施灸时间,防止烫伤。该法适用于各种病证。

(2)雀啄灸:施灸时,艾条点燃的一端与施灸部位的皮肤并不固定在一定的距离,而是像鸟雀啄食一样,一上一下地移动。该法可用于治疗小儿疾病或急救晕厥等。

(3)回旋灸:施灸时,艾条点燃的一端与施灸部位的皮肤保持在一定的距离,但位置不固定,而是均匀地向左、向右移动或反复旋转地进行灸治。该法适用于风湿痹痛、神经性麻痹及病变面积较大的皮肤病等。

2. 实按灸 施灸时,先在施灸部位垫上布或数层纸,然后将药物艾条的一端点燃,趁热按在施灸部位上,使热力透达深部。由于用途不同,艾绒里掺入的药物处方也不同,有太乙神针、雷火神针、百发神针等。

三、温灸器灸

温灸器是一种专门用于施灸的器具。用温灸器施灸的方法,叫温灸器灸。常用的温灸器有灸架、灸筒、灸盒三种类型。

1. 灸架灸法 灸架是一种特制的圆桶形塑料制灸具。灸架两边有一底祥,另有一根橡皮带和一根灭火管。将灸架固定在某一穴位上,用橡皮带套在灸架两边的底祥上,即可固定且不脱落。施灸时将艾条点燃后插入孔中,对准穴位固定好灸架;医生或患者可通过上下调节艾条插入的高度以调节艾灸的温度,以患者感到温热略烫可耐受为宜;通过升降艾条调节距离,以微烫而不疼痛为适中。灸治完毕后,将剩余艾条插入灭火管中。

2. 灸筒灸法 灸筒由内筒和外筒两个部分相套而成,内筒和外筒均用 2～5 厘米厚的铁片或铜片制成。外筒上有一手柄便于把持。使用时首先取出灸筒的内筒,装入艾绒后套上外筒,点燃内筒中央部位的艾绒,放置于室外,待灸筒外面热烫而艾烟较少时,盖上顶盖取回。医生在施灸部位上隔 8～10 层棉布或纱布,将灸筒放置其上,以患者感到舒适、热力足而不烫伤皮肤为宜;灸治完毕后移去灸筒,取出剩余艾绒并熄灭。

3. 灸盒灸法 灸盒是一种特制的木制长方形的盒形灸具。施灸时将灸盒安放于施灸部位的中央,点燃艾条或艾绒后,放于灸盒内中下部的铁纱上,盖上盒盖。灸至患者有温热舒适感而无灼痛感、皮肤稍有红晕为止。如患者感到灼烫,可略掀开盒盖或抬起灸盒,使灸盒离开皮肤片刻,旋即放下,再行灸治,反复进行,直至灸足应灸量。灸治完毕后移去灸盒,取出艾条(绒)并熄灭。

温灸器灸具有温中散寒、祛风除湿、舒筋活络、宣痹镇痛的作用,适用于风寒湿痹、腹痛、腹泻、腹胀、痿证等证,以及妇人、小儿及惧怕灸治者,因此该法目前应用较广泛。

四、艾灸的注意事项

1. 施灸应选择正确的体位 要求患者选择舒适的体位,这样既有利于准确选定穴位,又有利于艾炷的安放和施灸的顺利完成。

2. 施灸要掌握好量 常以艾炷的大小和壮数的多少为标准。

(1)"壮":古代将灸法的计数单位称为"壮",即施灸时每燃完 1 个艾炷就称为"1 壮"。一般来说,艾炷越大,刺激量就越大;艾灸壮数越多,刺激量也越大。通常每个穴位灸 3～7 壮。

一般情况,凡初病、体质强壮者的艾炷宜大,壮数宜多;久病、体质虚弱者的艾炷宜小,壮数宜少。按施灸部位的特点,在头、面、胸部施灸时,不宜使用大艾炷,壮数不宜多;在腰、背、腹部施灸时,可使用大艾炷,壮数宜多;在四肢末端皮薄而多筋骨处不可多灸;肩及两股皮厚而肌肉丰满处,宜使用大艾炷,壮数宜多。应结合病情施灸,若沉寒痼冷,阳气欲脱,非大炷多壮不可奏效;若属风寒外感、痈疽疖痛,则应掌握适度的原则,否则易使邪热内郁而产生不良后果。

(2)施灸的距离:一般来说,距离越大,刺激量越小。

(3)施灸的时间:时间为 5～10 分钟,或以皮肤灼红为准。一般时间越长,刺激量越大。

3. 施灸讲究先后顺序 在《千金方》中载:凡灸当先阳后阴,首从头左而渐下,次后从头右而渐下,先上后下,先少后多。先阳后阴,取其从阳引阴而无亢盛之弊;先上后下,取其循序不乱;先少后多,是使艾灸的火力由弱增强,以使患者易于耐受。如需艾灸多壮者,必须由少逐次增多,或分次灸之,可先用小艾炷开始施灸,每壮递增,或者用小炷多壮法代替。但在特殊情况下,亦可酌情灵活运用,不可拘泥。如对气虚下陷证,则宜从下而上施灸;脱肛可先灸长强以收肛,后灸百会以举陷等,这样更能提高临床的疗效。

4. 施灸的注意事项 在施灸或温针灸时,要注意防止艾灰脱落,以免造成皮肤的损伤及衣物的烧损。施灸过程中,要随时了解患者的反应,及时调整艾炷与皮肤间的距离,掌握艾灸的量,以免造成施灸太过,引起灸伤。灸后若局部出现水疱,只要不擦破,可任其自然吸收;若水疱过大,可用消毒针将疱底刺破,放出水液后,再涂药水。对于化脓灸者,在灸疮化脓期间,不宜从事体力劳动,要注意休息,严防感染。若有继发感染,应及时进行对症处理。此外,对有呼吸系统疾病的患者进行艾灸时,应尤其注意防止感染。

5. 环境 在艾灸时,应注意室内保持通风,保持空气清新,避免烟尘过浓,污染空气,伤害人体。

五、艾灸的禁忌

艾灸应用广泛,可益阳,亦能伤阴,艾灸也有禁忌。

1. 禁忌部位 关于部位的禁忌,古代文献有大量的记载:《针灸甲乙经》记载的禁灸穴位有24穴;《医宗金鉴》记载的禁灸穴位有47穴;《针灸大成》记载的禁灸穴位有45穴;《针灸集成》记载的禁灸穴位有49穴。

如脑户、风府、哑门、五处、承光、脊中、心俞、白环俞、丝竹空、承泣、人迎、乳中、渊腋、鸠尾、经渠、天府、阴市、伏兔、地五会、膝阳关、迎香、地仓、少府、足通谷、天柱、头临泣、头维、攒竹、睛明、下关、周荣、腹哀、肩贞、阳池、中冲、少商、鱼际、隐白、漏谷、阴陵泉、条口、犊鼻、申脉、委中、素髎、巨髎、禾髎、颧髎、天牖、髀关、承扶等。

这些穴位大部分都分布在头面部、重要脏器和大血管附近以及皮肤薄、肌肉少、筋肉结聚的部位。因此,对这些部位应尽可能避免施灸,特别是瘢痕灸时应更加注意。不过选用穴位时应从实际出发,不必拘泥。

2. 禁忌病证 由于艾灸是温热刺激,而热能伤阴,故阴虚阳亢和邪热内积的病证都不可进行艾灸。从中医角度讲,阴虚内热、咯血吐血、多梦遗精、中风闭证、高热神昏等均不能进行艾灸。从西医角度讲,高热、高血压危象、肺结核晚期、大量咯血、呕吐、严重贫血、急性传染性疾病、皮肤痈疽疮疖并有发热者,均不宜使用艾灸。另外,器质性心脏病伴心功能不全、精神分裂症、孕妇的腹部、腰骶部,均不宜施灸。

若热病误用灸法,可损伤阴血。从脉象和舌苔来辨别艾灸的禁忌,凡是洪、大、弦、数、滑、实等脉,以及舌苔光绛、黄糙等证候,均为阴津已亏,阳热有余,都不宜使用艾灸。所以,艾灸在临床应用时,必须细察病情,随证而治。

3. 禁忌时机 主要是指艾灸不宜在过饥、过饱、过劳、酒醉、大惊、大恐、大怒、大渴、大汗淋漓时进行。对于情绪不安者、处于经期的妇女亦不宜施灸。临床施灸时应加倍注意,以避免出现晕灸等意外。

第二章 了解以膏代灸

第一节 灸者,温通经脉,以膏代灸,外治筋骨

一、灸者,温通经脉

灸法主要是通过温热刺激作用于体表特定穴位或部位以预防保健和治疗疾病的一种外治方法。"温通",即是"以温促通","通"具有通畅、通达、通调等含义。灸法的温热刺激,作用于人体特定部位,可以产生促进人体气血运行的效应和作用,即温通。《黄帝内经·灵枢·刺节真邪》中已有关于温通的认识,如"火气已通,血脉乃行"。从疾病产生的病因病机来说,寒主收引,朱丹溪认为血有"见寒则凝"的病理机制。灸法的温热刺激,主要是通过疏通人体经脉来保证气血运行通畅。《黄帝内经》云:十二经之多血少气,与其少血多气,与其皆多血气,与其皆少血气,皆有大数。其治以针艾,各调其经气。这句话阐明了艾灸具有调节十二经脉气血运行的作用。《神灸经纶》曰:灸者,温暖经络,宣通气血,使逆者得顺,滞者得行。《伤寒论》载:少阴病,吐利,手足不逆冷,反发热者,不死。脉不至者,灸少阴七壮。这些内容也说明艾灸可以温通经脉,使紊乱的经脉气血恢复正常运行,不通的经脉气血得以畅通。

灸法的温通作用是指通过艾灸疗法产生温热效应作用于人体特定部位(腧穴),针对机体气血不畅、气血不通的病理环节和病证性质,具有调和气血、宣通经络的作用和临床效应,即灸法的温通作用和温通效应。温通既指出了灸法的刺激特点(温),又阐明了灸法的作用特点(通)。灸法以温促通的特点和作用机制,在临床上具体体现为散寒、清热、疏风、祛湿、活血、化瘀、拔毒、散结、发汗、利水、消肿、止痛、调脂、蠲痹等。国医大师贺普仁基于"人身之气血喜温而恶寒""遇寒则凝聚不通,借助火热,得温则流通"等理论,认为灸法的温热刺激可以通过"温阳祛寒、疏通气血"达到治病的目的,故将灸法归属于"温通法"范畴,这也突出了灸法温热的作用特点和特性。

灸法的温通作用还存在强弱和缓急的差异。一般来说,对于经络阻滞、气血不通的急重症,灸法治疗时需要的灸量大,可产生明显的即刻效应;对于痰浊瘀

滞、气血不畅的慢性疾病,灸法治疗时需要的灸量小,徐徐温煦,注重累积效应。前者即是强通、急通,后者即是弱通、缓通。

二、以膏代灸,外治筋骨

筋骨病是人体因创伤、劳损、感受外邪、代谢障碍,加速筋骨退变,造成脊柱、四肢关节等部位筋骨动静力平衡失调,出现以疼痛、肿胀、麻木、肌肉萎缩、活动受限等为主要表现的综合征。筋骨病属于中医学"痹证""痿证"范畴。痹证的主要临床表现为疼痛、关节活动障碍。痿证的主要临床表现是肌肉挛缩、肌力下降。

中医外治法是调理筋骨病的重要治疗手段,而艾灸则是常用治疗方法之一,但是由于艾灸操作容易致烫伤,所以,以膏代灸的方法应运而生。以膏代灸治疗筋骨病可以追溯到秦汉或更早时期。《神农本草经》及《五十二病方》就已有记载。宋代《太平圣惠方》《圣济总录》已较为系统全面地介绍了敷贴方药。后世骨伤医学界非常重视外用药和外治法的应用,并且积累了大量的临床经验,研制了许多行之有效的膏药。

以膏代灸,是指将药粉和一些液态物质调制成黏稠状、膏状的物质外敷于患处以达到治疗的目的。伤损之处,无论瘀凝气阻或有兼邪,取外用药进行局部治疗,使药力由外入内,有提而泄之,或消而化之,或温而散之之功,从而达到外治筋骨的目的。现在市面上不同类型的膏药繁多,如仙艾贴、温灸膏等,仙艾贴是以艾绒为原材料,借助物理产热原理使敷贴部位产生温热感,从而缓解症状;温灸膏是以辣椒、生姜、肉桂、肉桂油四味药配伍组成,通过温热作用使药力渗透入患处或穴位,从而达到治疗疾病的目的。

 # 第二节　灸者,温补脏腑,以膏代灸,内调五脏

一、灸者,温补脏腑

灸法的温补效应是指艾灸疗法具有温阳补虚、益气固脱、升阳举陷、强身健体、防病保健、延年益寿等作用。温补者,莫过于灸法。灸者,乃艾之火攻,能壮人阳气,益人真阴。艾叶生温熟热,纯阳之性,用艾绒作为施灸材料,点燃后可以直接温补人体的阳气,艾火连续燃烧,能使温热之气由孔穴传达经络;又因经络和脏腑相互联系,可使温热之气直达五脏六腑,十二经脉循环全身,能驱散寒邪,扶助人体正气,壮元阳固虚脱,培补元气,固阳益阴,调和营卫,延年益寿,抗衰防病,提高机体抗邪能力,乃为历代养生大家所尊崇。宋代窦材《扁鹊心书》云:人之真元

乃一身之主宰,真气壮则人强,真气虚则人病,真气绝则人亡,保命之法,艾灼第一。《灵枢·禁服》曰:陷下者,脉血结于中,中有着血,血寒,故宜灸之。《素问·举痛论》载:寒气客于脉外则脉寒,脉寒则缩蜷,缩蜷则脉绌急,绌急则外引小络,故卒然而痛,得炅则痛立止。《素问·异法方宜论篇》曰:脏寒生满病,其治宜灸焫。《灵枢·刺节真邪》载:脉中之血,凝而留止,弗之火调,弗能取之。这些文献记载均说明艾灸具有驱散人体寒邪、温补阳气的作用。《灵枢·经脉》载:陷下则灸之。《伤寒论·辨厥阴病脉证并治》载:下利,手足逆冷,无脉者,灸之。说明艾灸具有益气固脱、升阳举陷的作用。"若要身体安,三里常不干。"《备急千金要方》记载:凡入吴蜀地游官,体上常须三两处灸之,勿令疮暂瘥,则瘴疠瘟疟毒气不能着人也。《扁鹊心书》也提出:人于无病时,常灸关元、气海、命门、中脘,虽未得长生,亦可保百余年寿矣。《医学入门》提出:凡一年四季各熏一次,元气坚固,百病不生。说明艾灸在防病治病、延年益寿等方面具有重要的地位。

现代研究表明,艾灸能促进胃肠血液循环,增强胃肠消化吸收功能,促进营养物质的生成、转运、分布与利用;改善机体细胞的物质及能量代谢,激发细胞活力;改善造血功能,调节内分泌,提高免疫力,增强机体抗损伤、抗氧化等能力。从而调整脏腑,培补元气,促进人体新陈代谢,提高机体的免疫功能,改善脾虚胃弱、运化乏力等。另外,艾在燃烧过程中产生的有效成分可以通过呼吸道或者皮肤黏膜进入人体,刺激机体生物活性物质的释放,经体液分布到人体相应部位,从而增强人体的抵抗力。

二、什么是灸经治脏

灸经治脏,是指灸法具有通过刺激经络上的穴位(或特定部位)达到调节脏腑疾病的作用。它来源于脏腑经络理论,属于中医理论中的藏象学说。《灵枢·海论篇》中论述了体表与内脏的联系:夫十二经脉者,内属于脏腑,外络于肢节。而在《灵枢·经别》中又说:十二经脉者,此五脏六腑之所以应天道也。说明经络与脏腑关系密切,经络不仅是脏腑病变的反应点,还是调整脏腑功能的重要通道。经络与脏腑相关规律的主要体现为"一经调控多脏与多经司控一脏"。例如,足阳明胃经在头面部的穴位以局部主治为主,在胸部的穴位以治疗呼吸循环系统疾病为主,在腹部及下肢的穴位以治疗消化系统疾病、泌尿生殖系统疾病、局部神经肌肉病变为主。与心有关的经络有五条,即心经、脾经、小肠经、肾经和督脉,与心包有关的经络有两条,即心包经和三焦经,这七条经络均与心脏活动有联系。灸经治脏学术思想起源于清朝同治年间,是"湖湘五经配伍针推学术流派"的一个分支。该分支在"五经配伍"思想指导下形成了自己独特的"理、法、术、效"学术思想:"理"是指依据"一经调控多脏与多经司控一脏"的脏腑经络相关理论;"法"是指遵循"五经配伍、五行助制"的治法来选经、配穴;"术"是指注重灸法、强调灸感、补泻兼施、通补并用的有机结合；"效"是通过艾灸温补、温通的作用实现"灸经治脏、灸经通脏"的临床效应。

三、温灸膏的历史演变

灸法最早起源于北方，以艾绒为主要燃料，具有防病保健、调和气血、缓解疲劳等作用。灸法主要包括艾炷灸、艾条灸、温针灸和温灸器灸。随着灸法的日益成熟和完善，各种新型灸法也应运而生，层出不穷。温灸膏就是其中疗效较为突出的一种灸法，它具有操作简便、适用范围广、价格适宜等特点。

温灸膏是依据中医经络理论，融合现代高科技制剂工艺制成的贴剂，对人体穴位施灸。温灸膏是由辛香温热药物组成，通过穴位给药，药力可以循经入络直达脏腑，从而起到内病外治的效果。药物使穴位产生灸热效应，从而达到温通经脉、调和气血、散寒补虚、扶正祛邪的治疗作用；天然药材经现代高科技制剂工艺加工处理，其有效成分迅速透皮控释，在血液中浓度维持较长时间，从而达到通过穴位透皮给药的药疗作用；敷贴穴位产生的物理微电磁效应，激发穴位的经络电流刺激，引发人体强大的自愈能力，达到与艾灸相同的治疗效果。

温灸膏适应证广泛，具有外治筋骨、内调脏腑的作用，尤其对风寒阻络所致的痹痛，腰背、四肢关节冷痛，寒伤脾胃所致的脘腹冷痛、虚寒泄泻、慢性胃肠炎，以及慢性风湿性关节炎等疾病都具有明显疗效。

第三章　走进经络与穴位

第一节　经络是什么

一、经络学说的形成

经络是经脉和络脉的总称,是人体气血运行的通道。"经"有路径之意,经脉贯通上下,沟通内外,是经络系统中的主干;"络"有网络的含义,络脉是经脉别出的分支,较经脉细小,纵横交错,遍布全身。

经络学说是古代医家通过长期的医疗实践,不断观察总结而逐步形成的。人类很早就使用石头、树枝等器具按摩身体的特定部位来缓解病痛,随着这种防治疾病经验的积累,人们发现体表的特定点不仅可以缓解局部的病痛,也可以用于治疗远端部位的病痛,而且具有类似作用的点还有规律地排列在一条线路上,更重要的是随着针刺工具的不断发展,当针刺入身体某个特定部位时,患者会产生一种酸、麻、胀、重等主观感觉,这种感觉还会朝着某个特定方向或者沿着一定的线路向远部传导。因此人们开始思考人体是否存在这样的线路将脏腑、四肢百骸、五官九窍、皮肉筋骨等联系起来呢?当身体出现病痛时,在体表会出现一些病理现象,如疼痛、结节、皮疹、皮肤色泽改变等,这些病理现象也证实了经络是体表与体内脏腑的联系通路。

通过对上述现象的观察和总结,人们发现人体各部分存在复杂而又有规律的体表与体内脏腑的联系通路,因此提出了经络分布的轮廓。经络分布的轮廓主要为体表特定点与体内脏腑的联系线路。经络学说是早期医家对这种机体内在联系通路的一种共识,在随后的临床实践中又对其不断完善和发展,最终形成了现在的经络学说。

二、经络的作用

经络系统密切联系周身的组织和脏器,《灵枢·经脉》记载:经脉者,所以能决生死,处百病,调虚实,不可不通。说明经络在生理、病理和疾病防治等方面具有重要作用。经络之所以能决生死,是因为经络具有联系人体内外、运行人体气血等精微物质的作用;经络之所以能处百病,是因为经络具有抵御病邪、反映疾病的作用;经络之所以能调虚实,是因为经络内联脏腑,运行气血,通过对经络的调节可以达到补虚泻实的作用。总的来说,经络的作用包含以下几个方面。

1. 联系脏腑,沟通内外,使机体成为一个有机的整体

中医哲学思维观中不仅认为人与自然是一个有机的整体,而且认为人体自身也是一个有机的整体,人体的五脏六腑、四肢百骸、五官九窍、皮肉筋骨等组织器官,之所以能保持相对的协调与统一,完成正常的生理活动,是通过经络系统的联络沟通实现的。中医认为"肝气通于目,肝和则目能辨五色矣"。肝之所以能影响目的视物功能是由于肝经将肝与目联系在一起,当肝发生病变时同样也会在目上有所反应,如:肝血不足,则两目干涩,视物不清或夜盲;肝经风热,可见目赤痒痛;肝火上炎,可见目赤生翳;肝阳上亢,则头目眩晕;肝风内动,可见目斜上视等。

2. 运行气血,协调阴阳,是中医药防治疾病的基础

人体的各个脏腑组织器官均需要气血的温养濡润,才能发挥正常的作用。气血必须依赖经络的传注,才能输布全身,以濡润全身各脏腑组织器官,维持机体的正常功能。因此,经络通畅是脏腑组织器官发挥正常生理功能的先决条件,也是中医药防治疾病的基础。

第二节　经络是怎么组成的

经络系统由经脉和络脉组成,其中经脉包括十二经脉、奇经八脉,以及附属于十二经脉的十二经别、十二经筋、十二皮部;络脉包括十五络脉和难以计数的浮络、孙络等。经脉和络脉有规律地衔接,将人体各组织器官有机地联系成一个整体。由于经络中只有十二经脉和奇经八脉上有穴位,因此,我们主要描述十二经脉和奇经八脉。

1. 十二经脉

十二经脉的名称非常简单,主要由三个部分构成:手足、阴阳、脏腑。例如:手太阴肺经,此经首先和手发生联系,阴阳属性是阴,脏腑属性是肺。十二经脉均遵循这个规律。因此,我们可以将十二经脉分为手六经和足六经,手六经又分为手三阳经和手三阴经,足六经又分为足三阳经和足三阴经;由于中医理论认为脏腑有阴阳属性,腑为阳,脏为阴,因此手三阳经、足三阳经都属于腑,行于肢体的阳面(外侧面);而手三阴经、足三阴经属于脏,行于肢体的阴面(内侧面)。又根据阴阳消长的规律,阴可分为太阴、少阴、厥阴,阳可分为阳明、少阳、太阳。根据命名规律,十二经脉名称分别为手太阴肺经、手阳明大肠经、足阳明胃经、足太阴脾经、手少阴心经、手太阳小肠经、足太阳膀胱经、足少阴肾经、手厥阴心包经、手少阳三焦经、足少阳胆经、足厥阴肝经。

2. 奇经八脉

奇经八脉是指别道奇行的经脉,我们常常比喻十二经脉为大自然中的江河,奇经八脉则为湖泊。奇经八脉就像湖泊一样对十二经脉的气血有着蓄积和渗灌的调节作用。"奇"有异的意思,即奇特、奇异。奇经八脉包括督脉、任脉、冲脉、带脉、阴维脉、阳维脉、阴跷脉、阳跷脉,其中督脉和任脉有固定的穴位。奇经八脉是对十二经脉的补充,增强了十二经脉的联系,将部位相近、功能相似的经脉联系起来,起到了统摄相关经脉气血、协调阴阳的作用。

第三节 小经络,有何大智慧

一、疾病诊断方面

经络是人体通内达外的一个联络系统,在生理功能失调时,又是病邪传注的途径,具有反映病候的特点。如在某些疾病的病理过程中,常可在经络循行通路上出现明显的疼痛,或者出现结节、条索等反应物,以及相应部位的皮肤色泽、形态、温度等发生变化。通过望色、循经触摸反应物和按压等,可推断疾病的病理状况。因此,通过对经络的学习,我们可以了解自己的身体状态,从而做到早发现、早干预。另外,由于不同的经络有不同的分布范围和生理功能,通过对病变部位和病变性质的辨析我们可以知道病证的归经。例如,头痛证,痛处范围不同可归属不同的经脉,痛在前额部位的多与阳明经有关,而痛在两侧的多与少阳经有关,痛在后项部的多与太阳经相关,痛在巅顶者往往与督脉、足厥阴肝经有关。

二、疾病防治方面

针灸治疗是通过针刺和艾灸等刺激方法刺激体表经络腧穴,以疏通经气,调节人体脏腑气血功能,从而达到防治疾病目的的一种治疗方法。我们常常说的"若要安,三里常不干"(指在足三里施以化脓灸,使足三里部位长期处于化脓的状态)是一种常用的治疗方法。为何在足三里采用化脓灸可以防病治病呢?这是因为足三里是胃经的合穴,合穴可以治疗内在脏腑疾病。气血在循行流注过程中出现的规律性的变化能够指导疾病的防治。另外,由于胃经属于胃腑,中医认为脾胃为后天之本,对胃腑的调节可以调节后天之本,达到滋养后天以养先天的目的。因此,针灸治疗是以经络理论为基础的一种治疗方法。

第四节 穴位是什么

穴位又称为"腧穴","腧"通"输","穴"是空隙的意思,是指人体脏腑经络之气输注于人体的特殊部位。穴位是古人在长期生活实践的过程中陆续发现的,早在新石器时代,我们的祖先就已经使用砭石来割刺放血,割治脓疡;或按压、叩击、热熨体表;或在体表某一部位用火烤、烧灼等方法来减轻或消除伤痛。久而久之,人们发现人体的某些部位具有治疗疾病的作用。早期人们只是将病痛的局部作为刺灸的部位,即"以痛为腧"。当时既没有固定的部位,也没有所谓的穴位名称。后来随着医疗经验的积累,才把某些特殊的"按之快然""驱病迅捷"的部位称为"砭灸处"。后来古人经过长期的医疗实践,对穴位有了更进一步的认识,明确了穴位的特点和治疗范围,并赋予了名称,以后又对穴位进行了系统的分类。

早在《黄帝内经》中就已经明确了穴位的定义,并且列出了一部分腧穴及临床应用规律,其中有代表性的篇章为《素问·气穴论》,该篇提出:脏俞五十六,腑俞七十二穴,热俞五十九穴,水俞五十七穴,头上五行行五,五五二十五穴……目瞳子浮白二穴。《素问·气府论》称腧穴是"脉气所发";《灵枢·九针十二源》中明确指出,穴位是"神气之所游行出入也,肺皮肉筋骨也"。说明穴位不仅仅是指体表的点,更是深入至肌肉筋骨。

目前穴位主要由十四经穴、经外奇穴和阿是穴三大类组成。一般归属于十四经脉系统的穴位称之为经穴,未归入十四经脉的穴位称为经外奇穴,根据疾病状态而出现的压痛点或疾病反应点称为阿是穴。中医工作者对穴位的作用以及规律性联系等各个方面都进行了大量的临床和实验研究,并取得了新的成果。同时,又陆续发现了一些新的有效穴位,如耳穴、足穴、手穴等以生物全息理论为基础的全息穴,也符合穴位的定义和应用规律,这是对传统腧穴理论的补充与发展,值得进一步研究。

第五节　人体有多少个穴位

穴位一般可分为十四经穴、经外奇穴和阿是穴三大类。

凡是归属于十二经脉和任、督二脉的穴位,总称为十四经穴,简称经穴;经穴分布在十四经脉上,有具体的穴位名称和固定的位置,有明确的主治功效。《黄帝内经》记载有名称的穴位有160多个。《针灸甲乙经》中记载穴位有349个,直至清代《针灸逢源》中记载的穴位总数达到361个,目前穴位总数也是以《针灸逢源》为准。

凡是不属于十四经穴范围,有具体的位置和名称的经验穴,称为经外奇穴,也可以称为奇穴。《备急千金要方》一书中载有奇穴180多个,明代《奇效良方》收集了26个奇穴。《针灸大成》对奇穴尤为重视,载有35个奇穴。《针灸继承》汇集了144个奇穴。奇穴的主治范围比较单一,多数对某些疾病有特殊的疗效,如:太阳治疗头痛,定喘可以治疗肺系疾病等。

阿是穴,又称不定穴、天应穴等,通常是指该穴位既不是经穴,也不是奇穴,但是压痛明显,且对局部病变有明显的治疗作用。"阿是"之名见于唐代《备急千金要方》,在《扁鹊神应针灸玉龙经》中将其称为"不定穴",《医学纲目》称为"天应穴",其名虽异,但意义相同。这类穴位既无具体名称,也无固定位置,而且以压痛点或其他反应点作为治疗部位。

第六节　小穴位,有何大作用

穴位的调节作用是良性且双向的,由内向外,反映病痛;从外向内,接受刺激,防治疾病。穴位既是疾病的反应点,也是治疗的作用点。穴位的作用可分为三个方面,即调理气血、阴阳,反映病痛以及防治疾病。

一、调理气血、阴阳

穴位位于体表,是连通体内外的重要部位。经络系统的皮部也分布于体表,具有运行、渗灌气血的作用。无论是十四经上的腧穴,还是位于其他部位的奇穴,都是气血汇聚、传输的地方,具有调节气血的功能。《素问·调经论》曰:夫阴与阳皆有俞会,阳注于阴,阴满于外,阴阳匀平,以充其形。这句话是指阴经和阳经上都有腧穴,阳经的气血通过腧穴输注于阴经,阴经的气血通过腧穴输注于阳经,并且腧穴是阳经和阴经互相调和气血的部位。因此,阴经和阳经之间的相互联系在腧穴。阴经和阳经维持气血的平衡,起协调作用的是腧穴。所以,在治疗中腧穴能从阴引阳,从阳引阴。

二、反映病痛

穴位虽然位于体表,但是它与机体的内脏器官有着密切的联系,当疾病出现时,人体相应的穴位就会出现压痛、肿胀、瘀血、结节等病理现象。疾病发生取决于正邪交争,长此以往便会导致阴阳气血失调,并且这种现象可以直接反映于与之相关的穴位上。《灵枢》有记载:肺心有邪,其气留于两肘;肝有邪,其气留于两腋;脾有邪,其气留于两髀;肾有邪,其气留于两腘。所以,当机体出现疾病时,一定会在体表的某个部位出现病理改变,也就是我们所说的穴位出现压痛、肿胀等病理现象。

三、防治疾病

位于体表的腧穴是人体的门户,当大自然的气候条件超过人体适应能力时,机体就会生病。通过体表使人生病的因素中医称之为"邪气",医生可以通过在体表的腧穴施用针灸的方法,达到祛病疗疾的目的。《素问·五藏生成》在解释腧穴的特点时提道:此皆卫气之所留止,邪气之所客也,针石缘而去之。指出了穴位不仅是气血输注的部位,而且是邪气所客的处所,也是针灸用以补虚泻实的部位。

针灸预防疾病，主要是提高机体的抗病能力。《扁鹊心书》推崇灸法，有不少关于艾灸穴位健身防病的论述，如：灸气海、丹田、关元，各三百壮，固其脾肾。夫脾为五脏之母，肾为一身之根。说明穴位不仅具有治疗疾病的作用，还可以预防疾病的发生。在人体的一些腧穴，如三阴交、足三里、气海、关元等，用针灸的方法施用补法，有防患于未然的功能。

第七节　穴位如何组合运用

穴位的使用是具备一定配伍原则的，遵循穴位的组合原则可以大大增强治疗疾病的功效，一般由以下五大原则组成。

一、远近配穴法

远近配穴法，是近部取穴和远端取穴相配合使用的一种配穴方法，是临床医生常用的配穴方法。这种配穴方法，是根据腧穴的局部作用和远部作用进行配伍的。配穴的原则是根据病性、病位进行循经取穴或辨证取穴。远近配穴法，实际上包括近部取穴、远端取穴和辨证取穴三个部分，只有把三者有机地配合，才能获得良好的效果。近部取穴多选择位于躯干部的穴位，远端取穴多选择位于四肢肘膝关节以下的穴位，这种配穴方法，是《黄帝内经》（简称《内经》）中标本、根结理论的具体应用。如《灵枢》中治疗"大肠胀气"，因气上冲胸而见气喘，取气海、上巨虚、足三里等。气海是调气消胀的要穴，为近部取穴；上巨虚是大肠的下合穴，足三里是胃的下合穴，均属于足阳明胃经，是循经远端取穴。这种配穴方法在后世的成方中更是多见，例如：治头痛，取强间、丰隆；治眼病，取睛明、合谷、光明；治牙龈肿痛，取颊车、合谷、足临泣等，这些都是近部取穴、远端取穴相互配合的有效处方。

二、前后配穴法

前后配穴法，前指胸腹，后指腰背，即选取胸腹部和腰背部的腧穴进行配伍而成的配穴方法。《灵枢·官针》所指的"偶刺"法及俞募配穴法等均属于此法范畴。凡脏腑有病均可采用前后配穴法治疗。临床通常采用俞募配穴法，即取胸腹部的募穴和腰背部的俞穴相配合应用。俞募配穴法的基本原则是"从阳引阴，从阴引阳"。所以在临床上应用时，不一定要局限于俞穴、募穴，其他经穴亦可采用。如胃痛可在背部取胃仓，腹部取梁门。

三、表里配穴法

表里配穴法，是以脏腑、经脉的阴阳表里关系作为配穴依据，即阴经的病变，可在其相表里的阳经取穴；阳经的病变，可在其相表里的阴经取穴。例如，寒邪客于足阳明胃经，经气上逆，可见嗳气、胸闷，取足太阴脾经的太白和足阳明胃经的足三里，就是根据脏腑、经络的表里关系进行配穴的。这种配穴方法可用于原络配穴，一般常见病证可采用。

四、上下配穴法

上下配穴法泛指人体上部腧穴与下部腧穴配合应用。上指上肢和腰部以上，下指下肢和腰部以下。上下配穴法在临床上应用最广。例如：胃痛，上肢取内关，下肢取足三里；咽喉痛、牙痛，上肢取合谷，下肢取内庭；脱肛、子宫脱垂，取百会；头痛项强，取昆仑等。

五、左右配穴法

左右配穴法，是根据病邪所犯经络的不同部位，以经络循行交叉的特点作为取穴依据，在《内经》"缪刺"的原则下配穴组方的方法。它既可左右双穴同取，也可左病取右，右病取左；既可取经穴，又可取络穴，随病而取。例如，左侧面瘫取右侧合谷，右侧面瘫选左侧合谷；左侧头角痛取右侧阳陵泉、侠溪，右侧头角痛取左侧阳陵泉、侠溪。又因经络的分布是对称的，所以临床对于内脏病的取穴，一般均可左右同用，以加强其协调作用。如胃病取两侧的胃俞、足三里。

第四章　重新认识经络

第一节　养护人体阳气——督脉

　　现代社会由于人们长期工作劳累,熬夜,进食大量凉性食物(如冰箱里冷冻的食物)等因素,大大消耗了人体生存所需最基本的物质——阳气,所以人们才会感到身体越来越疲惫,精神越来越消沉,也总听到他们的抱怨:"我怕冷,是阳气不足、阳气亏虚。"但是大部分人并不是真的了解阳气,知道阳气的来源。中医讲督脉是人体阳脉之海,总督诸阳。滑伯仁《十四经发挥》言:督之为言都也,行背部之中行,为阳脉之都纲。

督脉

[经脉循行]

　　督脉起于小腹内胞宫,体表出于曲骨,向下走会阴部,向后行于腰背正中至尾骶部的长强,沿脊柱上行,经项后部至风府进入脑内,沿头部正中线,上行至巅顶百会,经前额下行鼻柱至鼻尖的素髎,过人中,至上齿正中的龈交。其分支的循行路径:从脊柱里面分出,络肾,从小腹内分出,直上贯脐中央,上贯心,到喉部,向上到下颌部,环绕口唇,再向上到两眼下部中央。

[中医认识]

　　督脉又称为阳脉之海,其生理功能为调节阳经气血。督脉行于背部正中,背为阳,且与手足三阳经及阳维脉相交会,如督脉与手足三阳经交于大椎,与阳维脉会于风府、哑门,即称为阳脉之海。督脉是人体精气神的源泉。根据其循行路线,若督脉发生病变会直接影响肾、脊

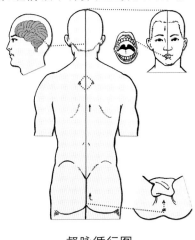

督脉循行图

髓和脑的生理功能,如脱肛、腰痛、生殖系统疾病。

对于督脉病变的预防,可以通过推拿的方式来解决,采用循经按揉的方法,求助朋友或家人来放松后背正中,以疏通督脉的经气。遵循顺经为补、逆经为泻的原则,进行按揉。或者也可以通过艾灸督脉来扶补阳气。若将推拿与艾灸联合使用,那么效果会更明显!

[巧记督脉口诀]

督脉立于脊椎中,监督气血来运行;五脏六腑督脉宫,对应区域弯曲痛。

第二节　固护人体元阴
——任脉

由于社会生活节奏加快,中青年熬夜是常事,容易出现疲倦、嗜睡、焦虑等问题。任脉位于人体前正中线,手三阴经及足三阴经均与其相通,因此它被称为"阴脉之海"。正确地灸治和按揉任脉腧穴可调节情绪、增强抵抗能力,使人精力旺盛。

任脉

[经脉循行]

任脉起于小腹内胞宫,下出会阴毛部,经阴阜,沿腹部正中线向上经过关元等穴,到达咽喉部(天突),再上行到达下唇内,环绕口唇,与督脉交会于龈交,再分别通过鼻翼两旁,上至目眶下(承泣),交于足阳明胃经。其分支的循行路径:由胞中别出,与冲脉相并,行于脊柱前。

[中医认识]

任脉又称为阴脉之海,其生理功能为调节阴经气血。任脉行于腹部正中线,其脉多次与足三阴经及阴维脉交于中极、关元;与足厥阴肝经交会于曲骨,能总任阴脉之间的相互联系,调节阴经气血,故称阴脉之海。任主胞胎:任脉起于胞中,与女子月经来潮以及妊养、生殖功能有关。任脉发生病变则会出现月经不调,经闭不孕,带下色白,小腹积块,胀满

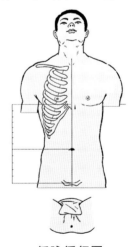

任脉循行图

疼痛,游走不定,睾丸胀痛,疝气;任脉虚衰可表现为胎动不安,小腹坠胀,阴道下血,甚或滑胎,月经愆期或经闭,或月经淋漓不尽,头晕目花,腰膝酸软等。

对于任脉的疏通十分重要,我们可以通过推拿或者艾灸的方法来刺激任脉穴位:推拿可以采取推腹的方法,遵循顺经为补,逆经为泻的原则,进行推按。也可以通过艾灸任脉以温通活血,常用的大补穴位有气海、关元等。若将推拿与艾灸联合使用那么效果会更明显!

[巧记任脉口诀]

任脉位于正前胸,心脏脾胃行不通;上连乳腺下子宫,万一不通变老翁。

第三节　止咳平喘——肺经

"孩子咳嗽老不好,多半是肺热",想必大家都很熟悉这句广告词,我们不难看出,肺脏疾病会引起咳嗽。中医讲"肺主气,司呼吸",那么除了咳嗽以外,肺的脏腑功能失调还会引起什么样的疾病呢?

手太阴肺经

[体表循行]

手太阴肺经主要分布在上肢内侧前缘,起于中焦,向下联络大肠;回来沿着胃上口,经过膈肌,属于肺脏。从肺系——气管、喉咙部横出腋下,向下经过上臂内侧,行于手少阴心经、手厥阴心包经之前,过肘中,沿着前臂内侧桡骨边缘进入寸口——桡动脉搏动处,上行至鱼际,沿着鱼际出大指的末端。其分支的循行路线从腕后走向食指内(桡)侧,出其末端,接手阳明大肠经。

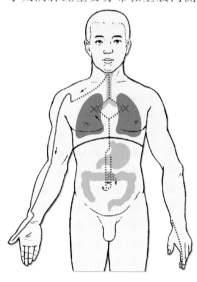

手太阴肺经循行图

[中医认识]

《黄帝内经》中提到"诸气者,皆属于肺",这句话解释了肺的生理功能为主气,司呼吸。肺主气包括了主呼吸之气和　两个方面。肺主呼吸之气——肺是气体交换的场所,通过肺脏宣发肃降功能的正常发挥,实现机体与外界环境之间的气体交换,以维持人体的生命活动。肺主一身之气主要体现在宗气的生成方面。宗气是由脾胃化生的水谷精气与肺从自然界吸入的清气相结合,积于胸中而成,能够贯通气血,完成气体与血液的交换。因此,肺的呼吸功能直接影响宗气的生成。

如果肺主气的生理功能能够正常发挥,气道通畅,人体的呼吸就不会受到影响。一旦肺脏出现病变,就会影响人的呼吸,肺气上逆会引发咳嗽,若因外感引动内饮,则会发为哮喘;如若肺气不足,那么就会出现气短、呼吸急促、胸闷等症状。病变加重时,影响宗气的生成,则会出现气虚表现,如自汗、乏力等。

《灵枢·脉度》载:肺气通于鼻,肺和则鼻能知香臭矣。因肺主呼吸,鼻是呼吸的通道,肺通过鼻与外界环境进行气体交换,因此说"肺在窍为鼻",在肺气平和、呼吸顺利的状态下嗅觉才能正常。因此在肺脏疾病中,多由口鼻感受外邪致病。若风寒犯肺,肺气不宣,可出现鼻塞流涕、嗅觉失灵等症状;肺热引起肺气上逆时,除了出现喘咳气逆外,又多见鼻翼煽动等。

我们可以采用循经按揉的方法,放松上臂肌肉,疏通肺经的经气。在肺经的循行走向上寻找痛点或瘀堵的结节点,进行按揉或敲打。中医讲不通则痛,我们可以通过长时间的刺激来达到疏通经络的作用。长时间坚持循行按揉,你会发现感受外邪所致的感冒咳嗽甚至哮喘发作的次数都明显减少了。这就是中医提到的"正气存内,邪不可干"。人体正气充沛了就不会受到外邪的干扰,那么我们的身体就是健康的。

[巧记肺经口诀]

胸到拇指为肺经,手臂内侧属阴经;呼吸免疫掌控中,缺水敏感鼻不通;体热汗出背有痘,干燥痰多下咽痛;感冒发冷体内空。

第四节　通调肠腑、通利大便
——大肠经

现代社会的快节奏让很多人的身体健康都受到了影响,你可曾有过在外面胡吃海喝一顿后回到家中一晚上跑几趟厕所的经历?你有没有数天甚至十天半个月不解大便的情况?这些,都是大肠在"作怪"!那么我们应该怎样做才能有效地预防这些情况的发生呢?从中医角度来讲,大肠属于六腑,为"传导之官"。

手阳明大肠经

[体表循行]

手阳明大肠经主要分布在上肢外侧前缘,起始于食指末端商阳,沿食指桡侧缘进入手背,从手至上肢外侧向前到达肩峰,会大椎,下缺盆,过横膈。与肺经联络。它的分支上行颈部,过面颊进下齿槽,出口旁会人中,止于对侧的鼻唇沟旁,接足阳明胃经。

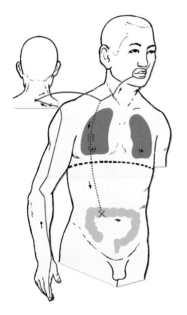

手阳明大肠经循行图

[中医认识]

大肠的生理功能为传化糟粕和主津。传化糟粕是指大肠接受由小肠下传的食物残渣,吸收多余的水液形成粪便。主津是指大肠接受由小肠下传的含有大量水液的食物残渣,将其中的水液吸收,使之形成粪便,这就是所谓的燥化作用。当大肠无法正常发挥作用时,大肠对水液的吸收不完全,水与糟粕俱下,可出现肠鸣、腹痛、泄泻等;若大肠实热,消耗津液或者大肠津亏、肠道失润,又会导致大便秘结不通。因大肠与肺相表里,大肠实热,大便秘结,堆积在体内的毒素无法代谢,肺又主皮毛,此时很可能引发皮肤病,比如面部痤疮等;因此,疏通大肠经既可以有效地预防或治疗便秘,又可以治疗部分皮肤病。

我们可以采用循经按揉的方法对大肠经进行推拿,放松上臂肌肉,疏通大肠经的经气。遵循顺经为补,逆经为泻的原则进行按揉。气血流注于大肠的时间为清晨5—7时,此时是排便的最佳时期,清早起床,如果有想解大便的感觉但又觉得排便不那么“顺畅”,可以从食指指端起沿着大肠经的循行方向按揉。

[巧记大肠经口诀]

食指腋窝大肠经,手臂外侧属阳经;消化肾经掌控中,它要不通腹胀痛;便秘口干肩颈痛,体热痔疮加头痛。

第五节　越吃越有味——胃经

饮食过多或过于油腻,都会导致不消化。诸多的不消化是不是让你望着满桌的海鲜而却步?快节奏的生活,高强度的工作,使我们已经习惯了吃外卖食品,但是很多人表示吃了外卖食品后不消化,抛开外卖食品的卫生问题,这也提示我们的身体出现了问题,这些症状我们都可以通过疏通胃经来解决。

足阳明胃经

[体表循行]

足阳明胃经主要分布在下肢外侧前缘,起于鼻,向下沿着鼻外侧进入上齿中,出来后环绕口唇,向下交于颏唇沟,出面动脉部,再沿下颌角上耳前,经颧弓沿发际至额颅中部,与脾经相联络。它的分支分别从面部大迎向前,经颈动脉沿喉咙进缺盆,过横膈,属于胃,联络于脾。足部支脉从足背部分出,进入大趾趾缝间,出于大趾末端,接足太阴脾经。

[中医认识]

胃是机体对吃下的食物进行消化吸收的重要脏器,主受纳腐熟水谷,有"水谷之海"之称。胃经上行头面,中过胃肠,下走膝足,如果人的胃经气血旺盛,那么这个人就表现为面色红润,食欲大增,步伐矫健,神清气爽。但是如果一个人吃一点东西就觉得肚子胀,不舒服,尤其是吃过酸的、辣的、冷的食物后就会肚子不舒服,这些情况都说明胃出现了问题,这时我们可以通过刺激胃经上的穴位来治疗。比如刺激天枢,天枢既可以治疗腹泻,又可以治疗便秘,有双向良性调节作用。

可以用推腹法对胃经进行推拿。推腹法的操作方法是双手握拳,沿着胃经在腹部

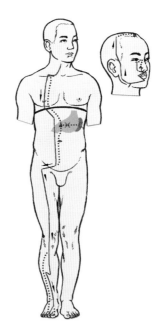

足阳明胃经循行图

的循行路径及分布从上向下推，推腹时力度应中等偏大，在患者可承受的范围内。在推的过程中如果发现有小硬结，这些小硬结即是瘀堵点，可以在瘀堵点处多加按揉或推按，在推的过程中会感觉到手下除了硬结点外还会有气团，在推完以后有的人会出现排气或者打嗝的现象，这说明身体内一部分的"毒素"通过推腹排出体外，坚持进行一段时间的推腹，可以改善食欲，促进消化。因为胃经为足阳明经，阳明经多气多血，如果胃经通畅，气血充足，也可以改善皮肤的状态。

［巧记胃经口诀］

胃经位于胆经前，三指距离到胫中；口腔糜烂牙肿痛，口干口臭腹胀痛；体热打嗝喜冷食，大便干燥且不通。

第六节　气血充足无大病
——脾经

《脾胃论》中提到"百病皆由脾胃衰而生也"。在中医理论中讲到"脾胃为后天之本，气血生化之源"，气血不足则会生病。可以通过治疗足太阴脾经使"气血"保持充沛的状态。

足太阴脾经

［体表循行］

足太阴脾经主要分布于下肢内侧，起于足大趾末端，沿下肢内侧前缘过膝股，进入腹，属于脾，络于胃，通过膈肌，连舌根散布舌下。足太阴脾经的一条支脉从胃部分出，向上通过膈肌，流注心中，接手少阴心经。

［中医认识］

脾主运化食物，脾具有把饮食水谷转化为水谷精微和津液，并将其吸收，传送到全身各个脏腑的功能。由此化生的精气血津液即可内养五脏六腑，外养四肢百骸、皮肉筋骨。运化水液指的是脾的吸收、传输水精，调节水液代谢的功能。传输水精和调节水液代谢常同时发挥作用，若脾失健运，对于食物的运化就会失调，出现因气血生化不足所引起的病变，如腹胀、便溏、倦怠、消瘦等；水液代谢失调导致水液在体内停聚而产生水湿痰饮等病理产物。

脾主统摄血液，在于脾气具有统摄、控制血液在脉中正常运行而不溢出脉外的功能。气血同源，气足则血充；气不足则血液固摄失调，导致出血、尿血、崩漏等，日久则血虚。

因此有效地健脾可以使人体气血旺盛，避免受到外邪干扰。健脾的方法除了采用循经按揉刺激脾经上的穴位以及食疗的方法外，我们还可以对脾经上的几个重要穴位进行艾灸，例如，三阴交既是脾经上的穴位，也是足三阴经交会的地方，艾灸三阴交，可以治疗月经不调、白带异常、腹泻、水肿等；根据穴位名称我们也可以看出，血海是调节全身血液循环的重要部位（穴位），艾灸血海，可以治疗痛经、月经不调、皮肤瘙痒等。

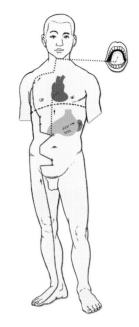

足太阴脾经循行图

［巧记脾经口诀］

胃经对应是脾经，免疫肾经掌控中；胃胀打嗝排气空，呕吐难耐肋下痛；曲张贫血低血压，风湿还有关节痛。

第七节　为心脑血管保驾护航
——心经与心包经

心脑血管疾病多表现为心悸、胸闷、气短、头晕、头痛等，是 50 岁以上中老年人的常见病。中医讲"心主神明，魂魄意志，皆为其统"。心脑血管疾病主要潜伏在心经和心包经上。预防心脑血管疾病主要取心经和心包经上的穴位进行治疗。

一、手少阴心经

［体表循行］

手少阴心经主要分布在上肢内侧后缘，起于心中，属于心脏周围血管等组织（心系），向下通过横膈，与小肠相联络。手少阴心经的一条分支从心系分出，上行于食管旁边，连系于眼球的周围组织（目系）；另一条支脉，从心系直上肺脏，然后

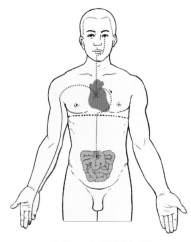

手少阴心经循行图

向下斜出于腋窝下面，沿上臂内侧后边，行于手太阴肺经和手厥阴心包经的后面，下行于肘的内后方，沿前臂内侧后边，到达掌后豌豆骨部，进入手掌内后边，沿小指的内侧到指甲内侧末端，接手太阳小肠经。

[中医认识]

中医认为在五脏中，心为君主之官。君主，是一个国家的最高统治者，是全体国民的主宰者。心也是人体生命活动的主宰，是脏腑中最重要的器官，它统帅各个脏器，使之相互协调，共同完成各种复杂的生理活动。心经联络了体内的脏腑——心、小肠、肺，体表的官窍——眼睛、喉咙，心经的生理功能是使气血上行濡养这些脏腑与官窍，将气血上输至眼睛使其能视，上输于咽喉则咽喉清，脏腑与官窍之间彼此相互关联沟通。如果心经气血发生病变，那这些脏腑与官窍的生理活动也会出现紊乱而产生各种疾病。如果气血阻逆，则会出现咽喉干燥、口渴、眼睛干涩、心烦、心痛、胁肋疼痛、小便量少色黄；如果气血不足，则会出现视物模糊、失眠、心悸、气短、乏力、小便量多。所以，疏通心经，使其气血畅通对身体的整体调节是非常重要的。

我们可以采用循经按揉的方法，放松上臂肌肉，疏通心经的经气。对心经循行部位进行按压敲击，还可以预防冠心病、肺源性心脏病（肺心病）以及改善颈椎病压迫神经所导致的上肢麻木等，此外，还能治疗失眠等心神不守类疾病。推拿心经的最佳时间应该是午时，即11—13时，这个时候人体的阳气最旺盛，然后开始向阴转化，阴气开始上升。这时应顺应天时而处于休息的状态。

[巧记心经口诀]

心到小指为心经，手臂内侧属阴经；循环系统掌控中，胸口沉闷与头痛；心烦失眠也多梦，肩与前胸多疼痛；目赤颧红口干燥，血液不良喜安静；心事过多压力重。

二、手厥阴心包经

[体表循行]

手厥阴心包经起于胸中，一分支沿胁肋到达腋下3寸（1寸约等于25毫米）处，向上至腋窝下，沿上肢内侧中线入肘，经过腕部，行于掌中，沿中指桡侧，出中指桡侧端；另一分支从掌中分出，沿无名指出其尺侧端，交于手少阳三焦经。

[中医认识]

手厥阴心包经的生理功能之一是联络心包、三焦与咽喉。将这些脏腑与官窍的经气相互连接沟通。如果本经经气发生异常变化,则会出现心中烦热、心痛、心悸、面红、眼睛干涩、咽喉痛等症状。手厥阴心包经的生理功能之二是代心受邪,主治有关"脉"方面的疾病。心经的心包是中医的概念,西医中并没有心包这个概念。从名称可以看出,心包经与心是有一定关联的,其实心包就是心外面的一层薄膜,心为君主之官,是不受邪的。因此当外邪侵犯时,心包挡在心的前面首当其

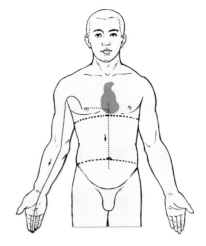

手厥阴心包经循行图

冲,"代心受过,替心受邪"。所以,很多心上的毛病都可以归纳为心包经的病。如果出现不明原因导致的心慌或者心似乎要跳出胸腔,这是心包受邪引起的,不是心脏的病。

经常敲打心包经对于解郁、解压的效果非常好。敲击心包经可以使血液流动加快,使附着在血管壁上的胆固醇剥落,排出体外。按揉心包经的最佳时间应该是19—21时,这时心包经当令,气血运行最旺,所以按揉的效果最好。

[巧记心包经口诀]

胸到中指心包经,手臂内侧属阴经;分泌循环掌控中,循环差异血管病;心跳过快还便秘,心烦目赤上肢痛。

第八节　疏通经络、调理肩颈
——小肠经与三焦经

上班族由于长时间伏案工作和使用电脑,胳膊、肩颈这些部位常感觉僵硬酸痛不适,难免会出现气血瘀阻的现象,这种现象又称为"痛则不通",之所以出现酸痛,是因为这些地方的经气不通,气血瘀阻,可以通过疏通小肠经和三焦经缓解酸痛。小肠经和三焦经的行走路线都是沿着手臂经过肩膀,到达面部,所以,疏通小肠经和三焦经经气,酸痛自然会得到缓解。

一、手太阳小肠经

[体表循行]

手太阳小肠经起于手小指尺侧端少泽,沿手背、上肢外侧后缘,过肘部,到肩关节后面,绕肩胛部,左右交会并与督脉在大椎处交会。其分支从面颊部分出,向上行于目下,至目内眦,经气于睛明与足太阳膀胱经相接。

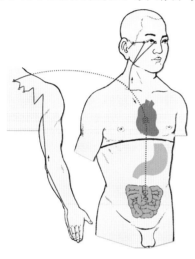

手太阳小肠经循行图

[中医认识]

中医学认为人体是一个由经络构成的有机整体,气血的运行和水谷精微的吸收都是通过经络运输到各个脏腑器官,维持机体正常的生理功能。当气血运行不顺时则经络受阻,故百病生,如肩颈酸痛等。小肠经是阳经,静则生阴,如果坐的时间太长,缺少必要的活动,阴气占了上风,气血就会瘀滞,而动则生阳,阳气增强,阴阳平衡,肩颈部的经络就能更快地被疏通,酸痛自然会得到缓解。

手太阳小肠经经气旺在未时,也就是13—15时,这时小肠经当令,经气最旺,人体主吸收。同时,阳气开始下降,阴气开始上升,此时是按揉小肠经的最佳时间。小肠经畅通,则消化吸收的功能就会更强,气血的生化也会更充足,患肠胃疾病、出现便秘腹泻的概率就会大大降低。

[巧记小肠经口诀]

小指肩窝小肠经,手臂外侧属阳经;消化神经掌控中,太阳耳部会疼痛;经前腹胀后脑痛,后背肩胛至背痛。

二、手少阳三焦经

[体表循行]

手少阳三焦经主要分布在上肢外侧中间、肩部和侧头部。其循行路线是从无名指末端开始,沿上肢外侧中线上行至肩,在第七颈椎处交会,向前进入缺盆,络于心包,通过膈肌。其支脉从胸上行,出于缺盆,上走颈外侧,从耳下绕到耳后,经耳上角,然后屈耳向下到面颊,直达眼眶下部。另一支脉从耳后入耳中,出走耳前,与前脉交于面部,到达目外眦。

[中医认识]

手少阳三焦经内属三焦,三焦是一个没有相应脏腑来对应的纯中医的概念,用通俗的话来说,三焦就是人体整个体腔的通道。古人把心、肺归于上焦,脾、胃、肝、胆、小肠归于中焦,肾、大肠、膀胱归于下焦。具体说来,三焦的生理功能有两方面:一是通调水道;二是运化水谷。三焦是人体最大的腑,掌管人体诸气并将气通往各个脏腑,是人体气血运行的要道。如果三焦经的经气出现异常,通常会导致耳聋,耳后疼痛,咽喉肿痛,外眼角痛,面部肿痛,肩、臂、肘外侧

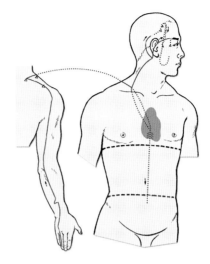

手少阳三焦经循行图

疼痛,小指、无名指麻木,腹胀,水肿,遗尿,小便不畅等病证。

另外,三焦经从颈部侧后方下行至肩部小肠经的前面,可以和小肠经合治肩痛,还能治疗颈部淋巴结炎症、甲状腺肿等发生在颈部的疾病;然后顺肩膀下行到臂后侧,又可治疗肩周炎,再下行通过肘、臂、腕,因此还可治疗网球肘和腱鞘炎。

刺激三焦经最佳时间应是 21—23 时,此时是三焦经当令,气血在此时达到顶峰,所以这时候推拿三焦经效果是最好的。

[巧记三焦经口诀]

无名至肩三焦经,手臂外侧属阳经;分泌循环掌控中,免疫下降忧郁症;疲倦易得慢性病。

第九节　调节脏腑功能
——膀胱经

　　足太阳膀胱经是人体最长的一条经脉,膀胱经的有效范围很广,不仅仅是因为它属于膀胱以及与其他脏腑有联系,更多的是因为它的循行路线。它在后背上有两条直线,线上分布着所有背俞穴,这些穴和脏腑本身的分布位置相对应,是脏腑器官的反应点,类似于耳穴、足疗的发射区,有很好的调节脏腑的作用。

足太阳膀胱经

[体表循行]

足太阳膀胱经起于目内眦,上达额部,左右交会于巅顶,行于项后,其中一条分支沿背中线旁开 1.5 寸,下行腰部,经大腿后面,进入腘窝中。第二条分支,沿背中线旁开 3 寸,下行经过臀部,沿大腿外侧后方下行,与第一条分支会合于腘窝中,向下通过腓肠肌,经外踝后面,在足跟部折向前,经足背外侧至足小趾外侧端,与足少阴肾经相接。

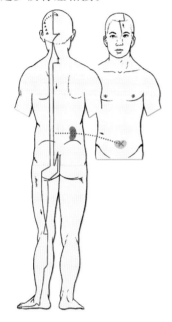

足太阳膀胱经循行图

[中医认识]

足太阳膀胱经是穴位最多、循行路线最长、覆盖面积最大的经脉。在背上的足太阳膀胱经腧穴,为内脏气血输注之处。刺激背部脏腑腧穴,对五脏六腑的精气有直接的调节作用。中医的膀胱与西医解剖的膀胱不同,中医的膀胱是指经络、脏腑相互连接、相互作用的一个整体功能,中医的膀胱有藏津液、主气化的功能,西医解剖的膀胱指的是储存尿液的地方。

另外,膀胱经还是人体最大的排毒通道,无时无刻不在传输邪毒,通过刺激膀胱经,可以促进全身的血液循环和新陈代谢,把人体的废物从尿液中排出去。人体主要有三条排毒途径:第一条是通过输尿管把尿液排出的通道,这是排出体内毒素最大的一条通道;第二条是通过大便把体内毒素排出去的通道;第三条排毒通道是毛孔,通过发汗把体内毒素排出去。膀胱经主要掌管第一条和第二条通道,所以膀胱经要保持通畅;另外,膀胱经直接与脏腑相关联,能够把脏腑的毒素通过后背的膀胱经腧穴及时排出,所以膀胱经还是排毒最简单、有效的一个通道。

古人把膀胱经比喻成人体的藩篱,认为膀胱经是抵御外界风寒的一个天然屏障。足太阳膀胱经统领人体阳气,为一身之表,外界的风邪首先侵袭足太阳膀胱经,膀胱经联络膀胱、肾、心、肝等脏腑及眼睛、耳、头等官窍,所以,膀胱经异常时经常会出现腰、背、肩的肌肉痛、关节痛以及耳鸣、眼睛不适,也会因眼睛疲劳而造成头痛、鼻塞;也影响呼吸、循环、消化、吸收等功能。经常刺激膀胱经可以改善这些症状。

刺激膀胱经的最佳时间为 15—17 时,此时是膀胱经当令,是膀胱经气血最旺的时候,这时如果进行推拿,能够疏通气血,对人体有保健作用。膀胱经还是一条可以走到脑部的经脉,所以膀胱经气血容易上输到脑部,通过推拿还可以起到醒脑提神的作用。

[巧记膀胱经口诀]

肾经对应膀胱经,泌尿骨骼掌控中;小便发黄膀胱痛,尿路发炎讲卫生;四肢无力后背痛,痔疮难坐肩颈痛。

第十节　益肾调经、调节生殖
——肾经

阳痿、遗精、早泄、不孕、月经失调等都是肾系疾病的表现。《素问·六节藏象论》载:肾者,主蛰,封藏之本,精之处也。就是指肾脏有储存和封藏精的功能。肾藏精,主持人体的生殖功能,因此与生殖有关的疾病与肾经的关系密切。

足少阴肾经

[体表循行]

足少阴肾经起于足小趾之下,斜向足心(涌泉),出于舟骨粗隆下,沿内踝后,进入足跟,再上行于小腿内侧,出腘窝内侧,沿大腿内侧后缘上行,通向脊柱,属于肾,联络膀胱。其直行的支脉,从肾向上通过肝和横膈,进入肺中,循着咽喉,上挟舌根部。肺部的支脉,从肺部分出,联络心,流注于胸中,交手厥阴心包经。

[中医认识]

肾藏先天之精,又能主持人体的生殖功能,是人体生命的本源,因此肾又称为"先天之本"。脾胃所化生的后天之精培育和充养先天之精,使其不断充盛而发挥正常的生理功能。当肾精及肾精所化生的肾气充盛到一定程度

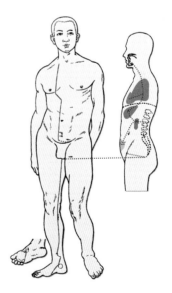

足少阴肾经循行图

时就会产生天癸,天癸能促进人体生殖器官的发育成熟和维持人体的生殖功能。因此,人体生殖器官的发育、性功能的成熟与维持,以及生殖能力等,都与肾精和肾气的盛衰密切相关。肾经联络了体内的脏腑——膀胱、肝、肺、心,体表的官窍——咽喉、舌,如果肾经气血发生病变,这些相应的脏腑与官窍的生理活动也会出现紊乱而产生疾病。如果肾的功能减退,男子可出现阳痿、遗精、早泄等病证,女子则可出现宫寒不孕、月经失调、带下清稀量多或胎动易滑等病证。因此,疏通肾经,对维持人体正常的生殖功能非常重要。

我们可以采用循经按揉的方法,放松下肢肌肉,疏通肾经的经气。对肾经循行部位进行按压敲击,可以防止生殖功能低下或原发性不孕症,还可以起到养生保健、防止衰老等作用。按摩肾经的最佳时间是酉时,即 17—19 时,肾经在这个时候进入贮藏精华的阶段,此时人们最好避免剧烈运动。

[巧记肾经口诀]

肝经后面是肾经,距离不远两指空;泌尿系统掌控中,尿量稀少还尿频;眼袋眼皱足下冷,下肢肿胀善惊恐;经前腰酸背又痛,脸上出斑心发惊;记忆下降无睡梦,症状不通慢慢通。

第十一节　调畅气机、疏肝利胆
——胆经

口苦、呕吐黄绿苦水、胆怯易惊、侧头痛、胁痛……出现这些情况多是胆经出了问题。胆居六腑之首,又是奇恒之腑,有贮藏和排泄胆汁、判断事物、做出决定的作用。

足少阳胆经

[体表循行]

足少阳胆经起于目外眦(瞳子髎),上行到额角部,再折而下行至耳后,沿颈项部行至肩上,再进入缺盆。耳部的分支,从耳后进入耳中,走耳前到目外眦后方。外眦部的分支,从目外眦分出,下行至大迎处,再向上到达目眶下,下行经颊车,下行于颈部会合于缺盆,再向下内行进入胸中,通过横膈,联络肝,属于胆,沿胸胁部,内下达腹股沟动脉部,绕阴部毛际横向进入髋关节部。缺盆部直行的分支,从缺盆下行经腋部、侧胸、胁肋部,下合前一支脉于髋关节部,再向下沿着大腿外侧,经膝外缘,行小腿外侧中间,达外踝前,沿足背部,止于第四趾外侧端(足窍阴)。足背部的分支,从足背上分出,沿第1、2跖骨间,出于大趾端,穿过趾甲,绕回到趾甲后的毫毛部,交足厥阴肝经。

[中医认识]

胆汁来源于肝,生成后进入胆内,由胆浓缩并储藏,在肝气的疏泄作用下排泄以促进饮食水谷的消化和吸收。相对于肝气升发,胆气以下降为顺,若胆气不利,气机上逆,则可出现口苦、呕吐黄绿苦水等症状。胆还有主决断的功能,也就是说胆具有判断事物、做出决定的作用,因此胆能防御和消除某些精神刺激的不良影响,以维持精气血津液的正常运行和代谢。胆气虚的人受到不良精神刺激后易出现胆怯易惊、失眠多梦等精神情志异常的病变。胆经联络了体内的脏腑——肝,体表的官窍——耳、目,如果胆经气血发生病变,这些相应的脏腑与官窍的生理活动也会出现紊乱而产生疾病。因此疏通胆经,对确保脏腑之间的协调关系有着重要作用。

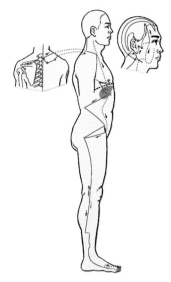

足少阳胆经循行图

我们可以采用循经按揉的方法,放松下肢肌肉,疏通胆经的经气。对胆经循行部位进行按压敲击,可以起到调畅气机、疏肝利胆的作用。胆经旺的时间是子时,即23时至凌晨1时,此时是人们进入睡眠状态的最佳时刻。

[巧记胆经口诀]

胆经裤线重叠行,分泌紊乱变神经;嗜睡液汗疲倦态,腋窝肿胀后脑痛;淋巴发炎局部胖,眼花目黄有增生。

第十二节　舒畅心情、调节情志——肝经

情志抑郁、胸胁胀痛或急躁易怒、失眠多梦……这些多是肝的功能失调导致的病证。肝为刚脏,有主疏泄的生理功能,肝气可以疏通、畅达全身气机,促进情志舒畅。

足厥阴肝经

［体表循行］

足厥阴肝经起于足大趾背侧丛毛部（大敦），向上沿足背内侧循行，到内踝前 1 寸处（中封），上行于小腿内侧前缘，至内踝上 8 寸处之后，行于小腿内侧中间继续上行，经膝部腘窝、大腿内侧，入阴毛中，环绕阴器，抵达小腹，挟行于胃部，属于肝，联络胆，向上通过横膈，分布于胁肋（期门），经气管的后面向上入鼻咽部，连接目系，上出额部，与督脉会于巅顶。目系的分支，从目系下行至脸颊，环绕唇内。肝部的分支，从肝分出，通过横膈，流注于肺，交手太阴肺经。

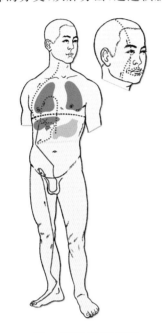

足厥阴肝经循行图

［中医认识］

肝主疏泄，肝气的疏泄功能，能调畅气机，使人心情舒畅，既不亢奋，也不抑郁。肝气的疏泄功能失常，称为肝失疏泄。因情志抑郁日久伤肝可导致肝气郁结、疏泄失职，多见闷闷不乐，悲忧欲哭，胸胁或少腹等部位胀痛不舒等症；因暴怒伤肝，或气郁日久化火可导致肝气亢逆、升发太过，可见急躁易怒、失眠头痛、面红目赤、胸胁乳房走窜胀痛等。另外，肝气虚弱、升发无力、疏泄不及，可表现为忧郁胆怯、懈怠乏力、头晕目眩、两胁虚闷、时常叹气等。因此疏通肝经，对情志的调节有重要作用。

我们可以采用循经按揉的方法，放松下肢肌肉，疏通肝经的经气。对肝经循行部位进行按压敲击，可以起到舒畅心情、调节情志的作用。肝经旺的时间是丑时，即 1—3 时，此时人们最好已经进入睡眠状态。

［巧记肝经口诀］

肝经对应胆经行，循环分泌掌控中；肤色发青腰疼痛，眼圈发黑有痛经；眼球发干眼屎多，肝火旺盛有罪行。

第五章 开启健康之门： 智慧的穴位

第一节 补益类穴位

在人体中，凡是功效以补益为主，具有补益人体气、血、阴、阳等作用，用来治疗各种虚证的穴位，都可归属为补益类穴位。人体出现虚证的原因有很多，但总的来说多由先天不足或后天失调（包括饮食劳倦、情志所伤、病后失调等）导致肝、心、脾、肺、肾五脏虚损，而五脏的虚损主要包括气、血、阴、阳、髓和津液的虚损，所以补益类穴位也分为补气穴、补血穴、补髓穴、滋阴穴、壮阳穴和生津穴。

一、补气穴

人体气虚的时候，身体多出现四肢乏力、少气懒言、声音低微等证候，稍运动就出现气促，面色㿠白，食欲差，大便较稀，舌淡苔白，脉虚弱，甚至出现自汗、子宫脱垂、胃下垂等。根据"虚则补之"的原则，多采用补气的方法对人体进行调节。补气的代表穴有膻中、气海、足三里、中脘等。

（一）调理气机——膻中

[穴名释义]

膻是指羊臊气或羊腹内的膏脂也，此指穴内气血为吸暖后的暖燥之气。中与外相对，指穴内。膻中名意指任脉之气在此部位吸暖胀散。

[定位标准]

在胸部，前正中线上，平第四肋，两乳头连线的中点。

[取穴方法]

在胸部，前正中线上，两乳头连线的中点处即是本穴。

[穴位功效]

膻中经属任脉，是足太阴、少阴，手太阳、少阳与任脉之会。中医将胸称为大气之府。气乃万物之主，无所不及，无论是血、津、液，还是七情、六欲，都离不开气的温煦、推动、滋养。膻中位于大气之府的中央，是"气之会穴"，具有调理气机、补

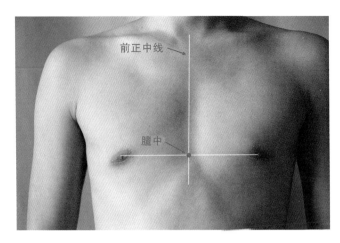

膻中

益气血的功效。

（二）培补元气——气海

[穴名释义]

气，气态物也。海，大也。古人称气海为丹田，乃经气汇聚之所，故名气海。

[定位标准]

在少腹部，前正中线上，肚脐直下1.5寸。

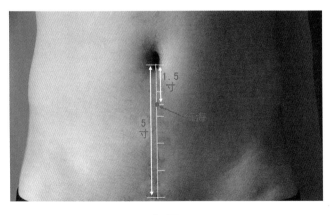

气海

[取穴方法]

本穴在前正中线上，先找到肚脐，肚脐直下2横指处即是本穴。

[穴位功效]

气海，顾名思义，乃经气汇聚之处，是培补元气、调节气机的重要穴位，俗话说

"养好精气神，无病一身轻"，可见气对人体来说非常重要。中医学认为气有推动血液运行、温煦脏腑器官、保护机体、抵御外邪的作用，是维持生命活动的最基本的能量，可以理解为气是推动人体脏腑器官工作、维持生命体征的原动力。坚持艾灸或推拿气海可以增补元气，激发气的推动作用、温煦作用及防御作用，对于气虚、体寒、免疫力低下等虚寒体质的女性非常适用，可以补气活血、温经通络、增强抵抗力，达到治病防病、美容养颜的效果。

（三）补中益气——足三里

［穴名释义］

足，指下肢，相对于手而言。三里，指长度及人身上中下三部之里。以其与外膝眼的距离及通乎三焦之里而言，主要是指3寸。又与手阳明之三里上下相应，对三焦在里诸病无所不包，可以互观。

［定位标准］

小腿外侧，犊鼻与解溪连线上，犊鼻下3寸，胫骨外旁开1横指。

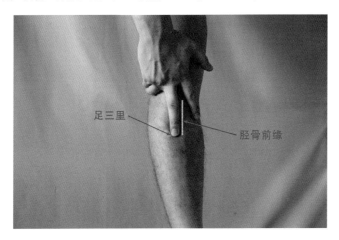

足三里

［取穴方法］

腿两骨（胫骨、腓骨）之间，距胫骨前缘约1横指处即是本穴。

［穴位功效］

足三里是足阳明胃经的合穴，胃经是人体多气多血的经络，具有补中益气的功能。刺激足三里，可以激发气血的生化与运化。中医认为，肾为先天之本，主管人体生长发育。人出生后，肾气必须得到脾胃这个"后天之本"不断化生和滋养才不会枯萎。所以女性若想延缓机体衰老，可经常艾灸足三里，配以血海、太白等穴位，能够健脾益气，增强食欲，促进营养物质的吸收与代谢，抵抗机体的衰老，这就是中医常说的"补后天之本，养先天之气"。

（四）调胃补气——中脘

［穴名释义］

中脘指穴位在胃体的中部，相对于上脘及下脘而言。中脘为胃之募穴，可治胃腑诸病。

［定位标准］

在上腹部，前正中线上，脐上 4 寸。

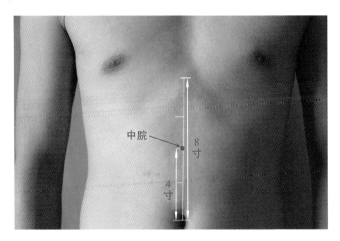

中脘

［取穴方法］

脐中央与胸骨体下缘两点连线的中点（脐上 4 寸）即是本穴。

［穴位功效］

中脘主要治疗消化系统疾病，但是扩展开来看，很多气血的问题都可以通过刺激中脘来调理，如女性的月经。月经的情况实际上也是气血盛衰的反映，脾胃又是化生气血的源头，女性出现月经减少、月经色浅，或者月经周期不规律，甚至不孕的情况时，多为气血两亏所致。

中脘乃上、中、下三焦之枢纽，可疏调气机，调节任督二脉，使气血充和，气机通畅。故而中脘在治疗脾失健运、痰湿内盛的证候中，既可消导健脾，又可化痰祛湿，标本兼治，效果甚佳。

（五）补益脾气——脾俞

［穴名释义］

脾，脾脏也。俞，有输注、转输之意。脾俞为脾之背俞穴，是指脾脏之气输注于背部的腧穴。

[定位标准]

在脊柱区，第 11 胸椎棘突下，后正中线旁开 1.5 寸。

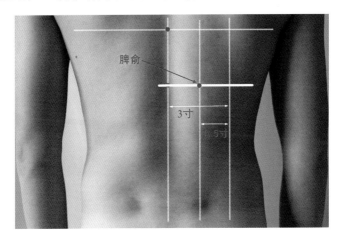

脾俞

[取穴方法]

患者取俯卧位或正坐位，先找到两肩胛骨下缘，二者连线的中点对应第 7 胸椎，再向下数至第 11 胸椎，在第 11 胸椎棘突下，肩胛骨内侧缘线与后正中线的中点即后正中线旁开 1.5 寸处。

[穴位功效]

脾俞经属足太阳膀胱经，为脾之背俞穴。脾功能正常，则气血化源充足，水液代谢正常，全身各处能得到气血的滋养，各脏腑功能正常，肌肉结实，四肢灵活，精神良好。脾俞内应脾脏，是脾气输注、转输之所，故艾灸或按揉脾俞，可起到补益脾气、调补脾阳、健脾渗湿的作用。

（六）补益胃气——胃俞

[穴名释义]

胃，胃腑也。俞，有输注、转输之意。胃俞为胃之背俞穴，是指胃腑之气输注于背部的腧穴。

[定位标准]

在脊柱区，第 12 胸椎棘突下，后正中线旁开 1.5 寸。

[取穴方法]

患者取俯卧位或正坐位，先找到两肩胛骨下缘，二者连线的中点对应第 7 胸椎，再向下数至第 12 胸椎，在第 12 胸椎棘突下，肩胛骨内侧缘线与后正中线的中点即后正中线旁开 1.5 寸处。

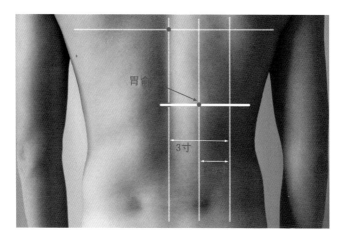

胃俞

[穴位功效]

胃俞经属足太阳膀胱经,为胃之背俞穴。胃主受纳、腐熟水谷,胃气通降正常,则气血生化有源,全身各处能够得到气血的滋养,人体功能活动正常。胃俞内应胃腑,是胃气输注、转输之所,故艾灸或按揉胃俞,可起到补益胃气、和胃降逆的作用。

二、补血穴

当人体血虚的时候,会出现面色苍白、头晕眼花、心悸失眠、舌淡、脉细和嘴唇、指甲颜色较淡等症状。此时我们可以采用补血的方法对人体进行调节,补血的代表穴有血海、脾俞、膈俞和章门等。

(一)理血调经——血海

[穴名释义]

血这里指脾血,海指脾经所生之血在此聚集,气血物质充斥的范围巨大如海,故名血海。

[定位标准]

在大腿内侧,髌底内侧端上2寸,即股四头肌内侧头的隆起处。

[取穴方法]

坐位屈膝,用手掌掌心盖住膝盖骨(右掌按左膝,左掌按右膝),五指朝上,手掌自然张开,大拇指端下面便是血海。

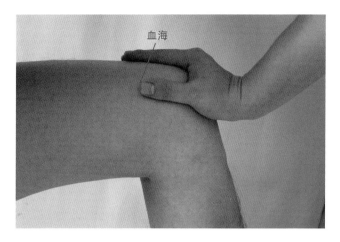

血海

［穴位功效］

中医学认为，痛经、月经不调都与气血不通有关。血海是足太阴脾经上的重要穴位之一，是治疗血证的要穴，具有活血化瘀、补血养血、引血归经之功效，故可用于治疗妇产科各种气血不通的疾病，如痛经、闭经、月经不调等。所以，经常按摩或艾灸血海能起到很好的理血调经的作用，使女性气血通调、面色红润。

（二）健脾补血——脾俞

［穴名释义］

脾，指脾本脏。俞，同"腧""输"，又通"枢"。本穴为脾之背俞穴，内通脾脏，可以积精禀气、助胃化食。

［定位标准］

在脊柱区，第 11 胸椎棘突下，后正中线旁开 1.5 寸。

［取穴方法］

患者取俯卧位或正坐位，先找到两肩胛骨下缘，二者连线的中点对应第 7 胸椎，再向下数至第 11 胸椎，在第 11 胸椎棘突下，肩胛骨内侧缘线与后正中线的中点即后正中线旁开 1.5 寸处。

［穴位功效］

此穴能够调理脾胃功能。刺激脾俞，可以提升脾脏的功能，起到健脾益气的作用，使脾运化水湿功能正常，将身体多余的水分转输到肺肾，通过肺肾的气化功能，化为汗液和尿液排出体外，令湿浊消散，诸症解除。女子以血为本，临床上常见的为血虚、血热、血瘀、出血四种。若是血虚者，多与脾不生血或肾精虚亏有关。中医的治疗原则是养血。养血名方是当归、熟地、川芎、芍药共同组成的四物汤，

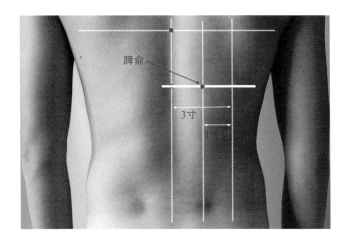

脾俞

而人体具有补血作用的穴位很多,其中最为常用的是脾俞、肝俞、膈俞以及足三里,这四个穴位堪称补血穴位的"四朵花",即针灸处方"四物汤"。

(三)补血化瘀——膈俞

[穴名释义]

膈指横膈,俞即输注,本穴是横膈之气转输的部位,故名膈俞。

[定位标准]

在脊柱区,第7胸椎棘突下,旁开1.5寸。

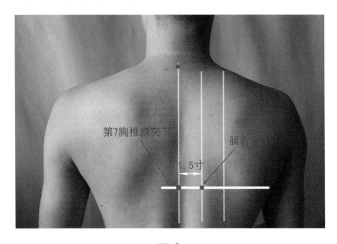

膈俞

[取穴方法]

肩胛下角平第7胸椎,再由第7胸椎棘突下旁开2横指(约1.5寸)处即是本穴。

[穴位功效]

膈俞是八会穴之血会，各条经脉的血都从膈膜上下，心位于膈上，肝位于膈下，在上的为心俞，心主血，在下为肝俞，肝藏血，故膈俞可以补血化瘀、调理血脉，治疗一切血证及皮肤病。临床常与脾俞相伍以治疗气血不足、心脾两虚的病证。

（四）健脾补血——章门

[穴名释义]

章，同"障"，门即门户，此穴在季肋下，如同屏障内脏之门户，故名。

[定位标准]

在侧腹部，当第 11 肋游离端的下方。

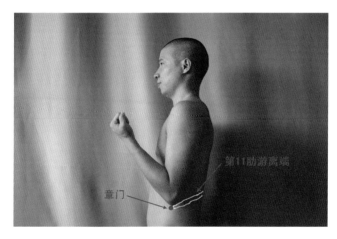

章门

[取穴方法]

正坐，屈肘合腋，肘尖所指，按压有酸胀感处即是章门。

[穴位功效]

章门属于足厥阴肝经上的穴位，同时又是脾之募穴，募穴是脏腑经气结聚于胸腹部的穴位，具有调节脏腑功能的作用，所以脾的募穴章门为脾之经气结聚之处，可以调节脾脏的功能。同时章门又为八会穴之脏会。章门临近脾脏，通于脾气，并且脾为后天之本，气血生化之源。"五脏禀于脾"，脾在五脏中有着举足轻重的地位，所以脾之募穴章门，不仅具有调治肝脾的功能，而且能通过调治脾脏的作用来治疗五脏的疾病。

三、补髓穴

《黄帝内经》曰：骨髓坚固，气血皆从，如是，则内外调和，邪不能害，耳目聪明，气血如故。腰为肾之府,肾主髓,骨为髓所养,精又生髓,髓通于脑,脑为髓之海,所谓的"髓"即指人的精髓。当髓不足时,人体就会出现精疲神倦、腰痛无力、骨骼疏松、头晕目眩、失眠健忘等症状,只有精髓充足,人体才能健康长寿、精神饱满,因此补充精髓对于人体十分重要。补髓的代表穴为悬钟、肾俞。

（一）补髓益脑——悬钟

[穴名释义]

悬,指悬挂、悬系。钟,指钟铃。因悬钟的位置与古代儿童悬挂脚铃之处相当,故名。

[定位标准]

在小腿外侧,外踝尖上 3 寸,腓骨前缘。

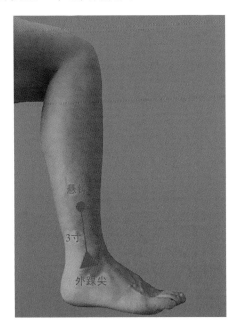

悬钟

[取穴方法]

在小腿外侧部,外踝尖上 3 寸,腓骨前缘的凹陷处。

[穴位功效]

悬钟经属足少阳胆经,为八会穴之髓会,是人体髓气汇聚的地方。髓是人体内区别于脏腑的重要组织,能贮藏精气以濡养机体,分为骨髓、脊髓和脑髓。本穴为八会穴之髓会,与骨、脑关系密切,故诸骨病、脑病均可选用。艾灸或按揉悬钟,可起到补髓益脑、舒经活络的作用。

（二）益髓补肾——肾俞

［穴名释义］

肾，肾脏也。俞，有输注、转输之意。肾俞为肾之背俞穴，是指肾脏之气输注于背部的腧穴。

［定位标准］

在脊柱区，第 2 腰椎棘突下，后正中线旁开 1.5 寸。

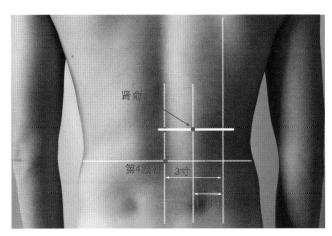

肾俞

［取穴方法］

取俯卧位或正坐位，先找到髂嵴最高点，二者连线的中点对应第 4 腰椎，再向上数至第 2 腰椎，在第 2 腰椎棘突下，肩胛骨内侧缘线与后正中线的中点即后正中线旁开 1.5 寸处。

［穴位功效］

肾俞经属足太阳膀胱经，为肾之背俞穴。肾藏精，精生髓，肾精充足则骨髓、脊髓、脑髓生化有源。骨骼得到骨髓的滋养而坚韧有力。"脑为髓之海"，脑由髓聚且脊髓上通于脑，髓海得养则意识清醒、思维敏捷、精力充沛。肾俞内应肾脏，是肾气输注、转输之所，故艾灸或按揉肾俞，可起到益髓补肾、强壮筋骨的作用。

四、滋阴穴

当人体阴虚时会出现形体消瘦、头晕耳鸣、潮热盗汗、五心烦热、失眠、腰酸遗精、口燥咽干、舌红少苔、脉细数等证候，可以采用滋阴的方法对人体进行调节。滋阴的代表穴有三阴交、复溜、阴郄、涌泉等。

（一）养血滋阴——三阴交

［穴名释义］

三阴,足三阴经也。交,交会也。三阴交穴名意指足部的三条阴经中气血物质在本穴交会。

［定位标准］

在小腿内侧,内踝尖上 3 寸,胫骨内侧缘后际。

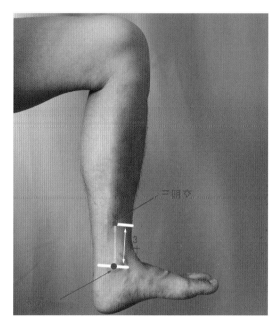

三阴交

［取穴方法］

以手四指并拢,小指下边缘紧靠内踝尖上,食指上缘所在水平线与胫骨后缘的交点,即是本穴。

［穴位功效］

中医学认为,女子以血为本。三阴交是脾、肝、肾三条经络相交汇的穴位。其中,脾化生气血,统摄血液。肝藏血,肾精生气血。女子只要气血充足,月经先期、月经后期、月经先后无定期、闭经等统称为月经不调的疾病都会消失。而女子面部长斑、长痘、长皱纹,其实都与月经不调有关。因此,推拿或艾灸三阴交能起到养血滋阴的功效,祛斑、祛痘、祛皱,进而延缓衰老,推迟更年期。

（二）补肾滋阴——复溜

［穴名释义］

复,再也。溜,悄悄地散失也。复溜名意指肾经的水湿之气在此再次吸热蒸发上行。

［定位标准］

取正坐垂足位或仰卧位,在太溪上 2 寸,当跟腱之前缘处取穴。

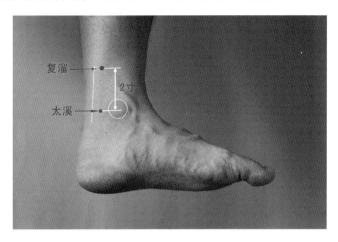

复溜

［取穴方法］

太溪位于脚的内踝与跟腱之间的凹陷处,食指、中指、无名指并拢约为 2 寸,太溪上 2 寸为复溜。

［穴位功效］

肾气是人体生气的根本,是人体活力的根源。没有肾气的滋养,人会变得衰老、颓废。复溜具有补肾滋阴、利水肿、改善肾功能的作用,因此若出现水肿、腹胀,可以通过按揉复溜来消肿。复溜还是治疗水液失调的要穴,能缓解大、小便无力和尿失禁等症状。这是因为肾在下开窍于二阴,司二便。也就是说,大、小便无力都跟肾有关。有好多人,尤其是老年人,排便困难,这是因为肾气不足,气血不往下行。尿失禁也是肾气不足的表现。这些问题都能通过揉复溜得以缓解。针灸此穴,对补肾有极好的效果,与日常生活中滋养肾阴的中药有同等的效果,而且无毒副作用,因此怕热口干、夜间烦躁难安的失眠症患者也可常常按揉此穴。

（三）清心滋阴——阴郄

［穴名释义］

郄通"隙",隙为狭长的裂隙。本穴为阴经之郄穴,故名阴郄。

［定位标准］

腕横纹上 0.5 寸,尺侧腕屈肌腱的桡侧缘。

［取穴方法］

先找到腕掌侧远端横纹和尺侧腕屈肌腱,腕掌侧横纹上 0.5 寸(即半个拇指

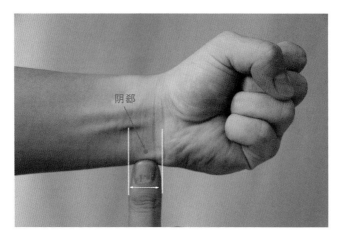

阴郄

的宽度），尺侧腕屈肌腱的桡侧缘取穴。

[穴位功效]

阴郄有清心滋阴、安神固表的作用。心主血脉，主神明，郄穴又善止血、止痛，故阴郄可治疗心痛、精神疾病、血证。汗为心之液，阴虚热扰，心液不能敛藏而骨蒸盗汗，取阴郄养阴清热以治之。阴郄有行气活血、养阴安神的作用。治失音、振寒、盗汗、胸满，宜泻而通之。《标幽赋》谓：一泻阴郄，止盗汗。《百症赋》载：阴郄、后溪，治盗汗之多出。

（四）泻火滋阴——涌泉

[穴名释义]

涌，外涌而出也。泉，泉水也。该穴名意指体内肾经的经水（气）由此外涌而出体表。

[定位标准]

该穴位于足底部，蜷足时足前部凹陷处，足底第2、3趾蹼缘与足跟连线的前1/3与后2/3交点上。

[取穴方法]

在足底部，蜷足时脚掌凹陷处。

[穴位功效]

中医认为，肾，属水脏，水在下；心，属火脏，火在上。正常情况下，心火下降于肾，能温暖肾水，使肾水不寒；同时肾水上济于心，能滋养心阴，制约心阳，使心阳不亢。一旦这种情况发生改变，就会出现心肾不交、水火不济。肾水亏虚，心火就相对地旺盛起来。火一旦蒸腾起来，水就不能够遏制它，这时就会出现虚火上炎

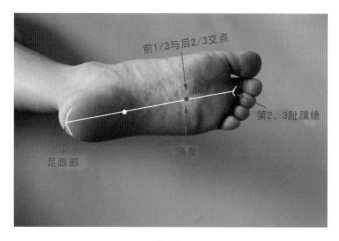

涌泉

的情况，严重者就会出现五心烦热（所谓五心烦热，是指手心、足心、心口出现发热的情况），夜间症状明显，这是典型的肾阴虚的表现，此时，就需要交通心肾，艾灸或睡前足浴按摩涌泉就是一个非常有效的方法。同时涌泉是肾经的起始穴，《黄帝内经》有云：肾出于涌泉，涌泉者足心也。意思就是说：肾经之气来源于足下，并涌灌向全身各处。坚持艾灸或按摩涌泉，可使肾气充足、耳聪目明、精力充沛。

五、壮阳穴

当人体阳虚时会面色苍白，形寒肢冷，腰膝酸痛，下肢软弱无力，小便不利或小便频数；男子阳痿早泄，女子宫寒不孕、舌淡苔白、脉沉细。可以采用壮阳的方法对人体进行调节。壮阳的代表穴有肾俞、命门、神阙、关元等。

（一）益肾助阳——肾俞

［穴名释义］

肾即肾脏，俞即输注，本穴是肾气转输于后背体表的部位，故名肾俞。

［定位标准］

在腰部，第2腰椎棘突下，旁开1.5寸。

［取穴方法］

找到髂嵴最高点（平第4腰椎棘突）并作水平线，在第2腰椎棘突下；肩胛内侧

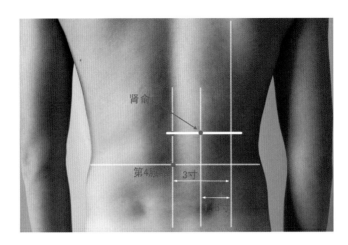

肾俞

缘与后正中线的中点即后正中线旁开 1.5 寸处。

[穴位功效]

肾是人体的先天之本,而肾阳则是本中之本。所以一旦阳气不足,人的身体就不会健壮。肾虚的人常常手脚发凉、腰酸腿软,而且性欲也会降低。这种情况如果不改善,人的身体就会越来越弱。肾俞在人体腰部,此穴属足太阳膀胱经,是肾的背俞穴。《经络腧穴学》中说道:肾,指肾脏。本穴为肾脏之气输注之处,是治肾疾之重要腧穴,故名。肾俞的位置与肾相对应,是肾气转输、输注的地方,通过刺激此穴能益精补肾。肾俞有益肾助阳、强腰利水的功效。

(二) 补肾壮阳——命门

[穴名释义]

命即生命,门即门户,肾为生命之源,穴在两肾之间,相当于肾气出入之门户,故名命门。

[定位标准]

在腰部,后正中线上,第 2 腰椎棘突下凹陷中。

[取穴方法]

找到髂嵴最高点(平第 4 腰椎)并作水平线,找到第 2 腰椎棘突下凹陷取穴。

[穴位功效]

有不少女性朋友,冬天常觉得四肢冰凉,睡觉也不暖和,其实这就是中医里所说的"命门火衰"之象。"命门之火"即肾阳,是生命本元之火,对男子藏精和女子胞宫的生殖功能有重要影响,对各脏腑的生理活动,起温煦、激发和推动作用。命

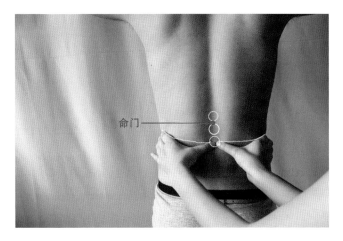

命门

门是督脉的要穴，位于两肾之间，乃人体长寿大穴之一，经常艾灸命门，一方面可以调节督脉和膀胱经的经气，促进腰部血液循环，从而有效地缓解腰部肌肉的紧张，治疗腰椎间盘突出，减轻腰部疼痛，对慢性虚损腰痛者尤佳；另一方面可以温肾补阳、温煦脏腑，快速消除人体疲劳，恢复精力，延迟人体衰老，对于男女性功能障碍，不孕不育，儿童遗尿，女子痛经、带下病等都有很好的疗效。

（三）温阳固本——神阙

［穴名释义］

神，指神气。阙，原意为门楼、牌楼。《厘正按摩要术》载：脐通五脏，真气往来之门也，故曰神阙。神阙意指神气通行的门户。

［定位标准］

在肚脐中部。

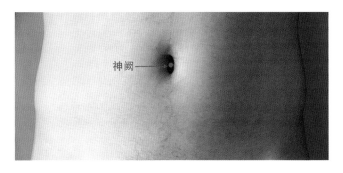

神阙

[取穴方法]

肚脐中央即是本穴。

[穴位功效]

神阙是人体生命最隐秘、最关键的穴位,乃人体的长寿大穴。神阙为任脉上的阳穴,命门为督脉上的阳穴,二穴前后相连,阴阳和合,是人体生命能源的所在地,而且神阙在肚脐中央,有健脾胃的功效。脾胃是后天之本,能够将人体摄入的食物转化为水谷精微,为机体提供能量,是后天气血生化之所。人体先天的禀赋与神阙关系密切,古人有"脐为五脏六腑之本""元气归脏之根"的说法。肚脐皮薄凹陷,无皮下脂肪组织,皮肤直接与筋膜、腹膜相连,很容易受寒邪侵袭,但同时也便于温养,故神阙历来是养生要穴。常艾灸本穴,可以和脾胃、补气血、强体质、抗衰老,达到延年益寿的效果。

（四）固本培元　　关元

[穴名释义]

关有闭藏之义,元指元阴、元阳之气。本穴内应胞宫精室,为元阴、元阳闭藏之处,所以称为关元。

[定位标准]

在少腹部,前正中线上,肚脐直下 3 寸。

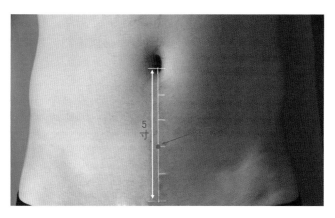

关元

[取穴方法]

本穴在前正中线上,先找到肚脐,然后将四指并拢,食指上缘紧贴肚脐下缘,小指下缘即是关元。

[穴位功效]

　　元阴、元阳乃先天之本，是人体生长的根本，是生命的根源，所以关元宜补不宜泻。关元的位置正对女子胞，中医认为女子胞为人体奇恒之腑之一，主生殖，主女子天癸，好胞可以理解为现代医学的子宫，所以由此可见关元对于女性来说尤为重要。常灸关元可以固本培元，既可以增强身体抵抗力，又可以治疗男科疾病和妇科疾病。对女性而言，关元最重要的作用是暖胞宫，可以治疗月经病、子宫疾病、女性不孕等。常灸关元可固本培元，补肾调经，因而关元是养生要穴。

六、生津穴

　　当人体因为外邪侵犯或虚而导致津液亏损时会出现咽干鼻燥、口中燥渴、便秘等症状。我们可以用滋阴润燥、养阴生津的方法，生津的代表穴有液门、照海、太溪、太渊等。

（一）清热生津——液门

[穴名释义]

　　液即水液，门即门户。此穴为本经荥穴，属水，有通调水道之功，犹如水气出入之门户，故名液门。

[定位标准]

　　在手背部，第 4、5 指间赤白肉际处。

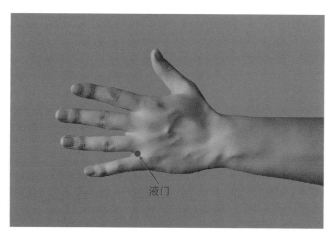

液门

[取穴方法]

　　在手背部，于第 4、5 指间缝纹端，即赤白肉际处取穴。

[穴位功效]

液门,顾名思义,跟水有关,而水在中医治疗中具有清凉、流动的特效,液门在临床上具有清热生津、通经活络、聪耳明目等功效,常用于治疗头痛感冒、咽肿牙痛、眼干耳鸣等症。例如,治疗秋冬季节的干眼症,可以刺激液门,相当于打开了液体之门,液体就会流出,灌溉到我们身体的各个部位,眼睛干涩就可以缓解。

(二)滋阴生津——照海

[穴名释义]

照即光照,海即海洋。此穴属肾经,气感如海,居于然骨弯,故得到燃烧之光照,意为肾中真阳,可光照周身,故名照海。

[定位标准]

在足内侧,内踝尖下方凹陷处。

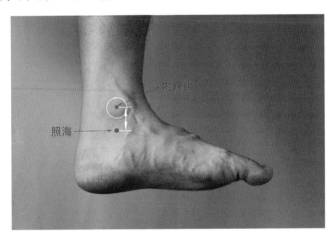

照海

[取穴方法]

取正坐垂足位或仰卧位,在内踝尖正下方凹陷处取穴。

[穴位功效]

照海通奇经八脉之阴跷脉。阴跷脉、阳跷脉左右成对,有"分主一身左右阴阳"之说。补一身之阴,可按照海,这个穴位在人体的足内侧,内踝尖下方凹陷处。照,光照、照射的意思。海,就是海洋,肾经的经水在照海处大量蒸发。孙思邈在《千金要方》里称照海为"漏阴",就是说这个穴位出了问题,人的肾水会减少,导致肾阴亏虚,引起虚火上炎。所以刺激照海有滋补肾阴的作用。

（三）补肾生津——太溪

[穴名释义]

太即甚大，溪即沟溪，此穴在内踝与跟腱的间隙中，如居沟溪，故名太溪。

[定位标准]

太溪在足内侧，内踝后方，内踝尖与跟腱之间的凹陷处。

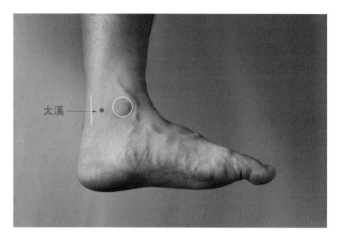

太溪

[取穴方法]

取正坐位或仰卧位，在足内踝尖与跟腱之间的凹陷处取穴。

[穴位功效]

太溪是足少阴肾经的输穴和原穴，补一经之阴，就是补肾阴。输穴是本经经气汇聚之地，而原穴是本经经气较大的"中转站"，太溪将输穴和原穴的功能合二为一，所以太溪是肾经经气最旺处。足少阴肾经在五行中属水，肾主水，所以刺激太溪能够很好地发挥"补水"也就是滋阴的作用。一年四季均可按揉太溪，春秋季节天气干燥的时候，因为燥易伤阴，按揉太溪，既可补阴，又可防燥伤阴。

（四）养肺生津——太渊

[穴名释义]

太即甚大，有旺盛的意思。渊即深潭。此穴位局部深陷如渊，脉气旺盛，故名太渊。

[定位标准]

在腕掌侧远端横纹桡侧，桡动脉搏动处。

[取穴方法]

仰掌取穴，在腕掌侧远端横纹桡侧，桡动脉搏动处取穴。

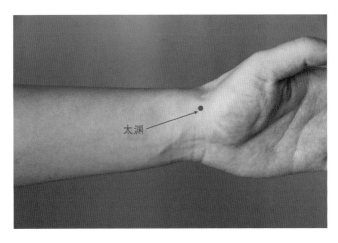

太渊

[穴位功效]

夏季养心,秋季养肺,肺通秋气。秋季要注意养阴润燥、滋阴润肺。在人体的经络中,手太阴肺经主治与肺有关的病证,如咳嗽、气喘等。秋季养肺首选手太阴肺经的太渊。在神话传说中,太渊就是天池,也就是西王母的瑶池。在人体当中,太渊是气血藏得很深的地方,太渊是肺经的原穴,原穴是人体生命活动的原动力,脏腑经络的气血要得到原动力才能发挥作用,维持生命的正常活动。所以原穴的气血是非常旺盛的。刺激太渊可以滋阴润肺、防燥邪。

第二节　温通类穴位

在人体中,凡是功效以温通为主,具有温中回阳、温通血脉、通调月经、通畅乳汁、通利大便等作用的穴位,都可归属为温通类穴位。人体诸多病证皆是由经络脏腑气血不通引起的,根据不通的不同原因和所在的不同部位,温通类穴位可分为温中回阳穴、温通血脉穴、通调月经穴、通畅乳汁穴、通利大便穴。

一、温中回阳穴

既可治中寒腹痛、腹泻、呕吐清稀,又可治疗阳虚体弱、阳气欲脱等证候的穴位称为温中回阳穴。具有温中回阳功效的代表穴有大椎、百会、关元、神阙等。

（一）温阳散寒——大椎

［穴名释义］

大,多也。椎,锤击之器也,此指穴内的气血物质为实而非虚也。手足三阳的阳热之气由此汇入本穴并与督脉的阳气上行头颈。

［定位标准］

位于后正中线上,第7颈椎棘突下凹陷中。

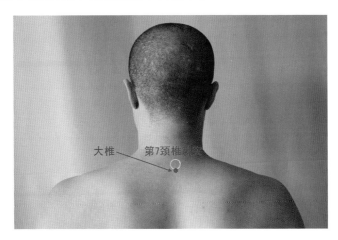

大椎

［取穴方法］

在背部,后正中线上,第7颈椎棘突与第1胸椎棘突之间,约与肩平。

［穴位功效］

大椎,古人称其为"诸阳之会",《针灸甲乙经》曰:大椎,三阳、督脉之会。意思是指大椎是督脉与手部三阳经的交会穴,又称为督脉之海,有总督诸阳之义,能主宰全身,故为保健要穴。常灸大椎,可温阳散寒,疏通经络,防治阳虚或寒性病证,如四肢冰凉、精神不振、腰膝酸痛、宫寒等,或对于冬季遇寒易发的支气管哮喘、咳嗽、鼻炎、关节炎等,均有良好的疗效。

（二）升阳固脱——百会

［穴名释义］

百会位于人的巅顶,在人体的最高处,因此人体各经上传的阳气都交会于此,故名百会。

［定位标准］

在头部,前发际正中直上5寸。

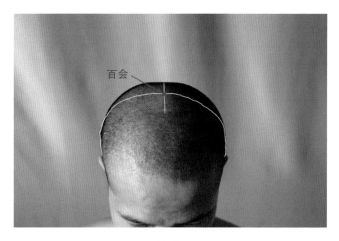

百会

［取穴方法］

由两个耳尖连线跨越头顶与头部正中线的交点即是本穴。

［穴位功效］

百会为督脉的大穴,不仅是阳气大聚之处,而且具有交通阴阳、调节全身气机的作用。因此,按摩或艾灸百会能升阳益气,通调气机,保持腑气通畅,防止便秘的发生。

（三）温阳固本——关元

［穴名释义］

关有闭藏之义,元指元阴、元阳之气。本穴内应胞宫精室,为元阴、元阳闭藏之处,所以称为关元。

［定位标准］

在少腹部,前正中线上,肚脐直下3寸。

［取穴方法］

本穴在前正中线上,先找到肚脐,然后将四指并拢,食指上缘紧贴肚脐下缘,小指下缘即是关元。

［穴位功效］

元阴、元阳乃先天之本,是人体生长的根本,是生命的根源,所以关元宜补不宜泻。关元的位置正对女子胞,中医认为女子胞为人体奇恒之腑之一,主生殖,主女子天癸,好胞可以理解为现代医学的子宫,由此可见关元对于女性来说尤为重要。常灸关元可以固本培元,既可以增强人体的抵抗力,又可以治疗男科疾病和

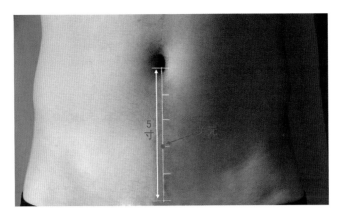

关元

妇科疾病。对女性而言,关元最重要的作用是暖胞宫,可以治疗月经病、子宫疾病、女性不孕等。常灸关元可固本培元,补肾调经,因而关元是养生要穴。

（四）温中固本——神阙

[穴名释义]

神,神气。阙,原意为门楼、牌楼。《厘正按摩要术》曰:脐通五脏,真气往来之门也,故曰神阙。神阙意指神气通行的门户。

[定位标准]

在肚脐中部。

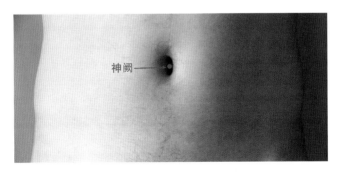

神阙

[取穴方法]

肚脐中央即是本穴。

[穴位功效]

神阙是人体生命最隐秘、最关键的穴位,乃人体的长寿大穴。神阙为任脉上的阳穴,命门为督脉上的阳穴,二穴前后相连,阴阳和合,是人体生命能源的所在地,而且神阙在肚脐中央,有健脾胃的功效,脾胃是后天之本,可以将人体摄入的食物转化为水谷精微,为机体提供能量,是后天气血生化之所。常艾灸本穴,可以和脾胃、补气血、强体质、抗衰老,达到延年益寿的效果。

二、温通血脉穴

具有活血补血、通调血脉作用的穴位称之为温通血脉穴,常见的温通血脉穴有内关、脾俞、足三里、心俞等。

（一）温通心脉——内关

［穴名释义］

内,指胸膈之内及前臂之内侧。关,关格,关要。内关,病名。穴居前臂内侧之冲要,可以迪胸膈关塞诸病也。

［定位标准］

在腕横纹上2寸,掌长肌腱与桡侧腕屈肌腱之间。

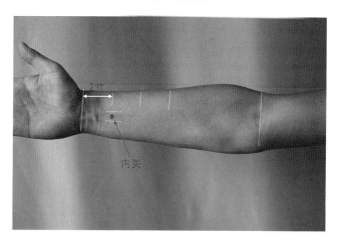

内关

［取穴方法］

仰掌,微屈腕关节,掌后第1横纹上2寸,两条大筋之间即是本穴。

［穴位功效］

内关不仅可以治疗多种躯体疾病,而且能舒畅情志,缓解精神郁闷、烦躁等心理异常。内关同时又为心包经的络穴,临床上多用此穴来调节心脏的各项功能失常,以稳定心主血脉的功能。

（二）温脾统血——脾俞

［穴名释义］

脾，指脾本脏。俞，同"腧""输"，又通"枢"。本穴为脾脏的背俞穴，内通脾脏，可以积精禀气、助胃化食。

［定位标准］

第11胸椎棘突下旁开1.5寸。

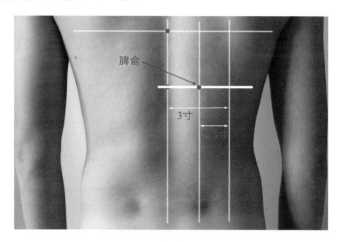

脾俞

［取穴方法］

患者取俯卧位或正坐位，先找到两肩胛骨下缘，二者连线的中点对应第7胸椎，再向下数至第11胸椎，在第11胸椎棘突下，肩胛骨内侧缘线与后正中线的中点即后正中线旁开1.5寸处。

［穴位功效］

此穴有调理脾胃、健脾利湿的作用。刺激脾俞，可以改善脾脏的功能，起到健脾益气的作用，使脾运化水湿功能正常，将身体多余的水分转输到肺肾，通过肺肾的气化功能，化为汗液和尿液排出体外，令湿浊消散，诸症解除。实验研究表明，刺激脾俞对肠胃运动有着双向的调节作用，既能够治疗腹泻，又能治疗便秘。

女子以血为本，临床上常见的为血虚、血热、血瘀、出血四种。若是血虚者，多与脾不生血或肾精虚亏有关。中医的治疗原则是养血。养血名方是当归、熟地、川芎、芍药共同组成的"四物汤"，而人体具有补血作用的穴位很多，其中最为常用的是脾俞、肝俞、膈俞以及足三里，这四个穴位堪称补血穴位的"四朵花"，即针灸处方"四物汤"。

（三）健运脾胃——足三里

［穴名释义］

足,指下肢,相对于手而言。三里,指长度及人身上中下三部之里。以其与外膝眼的距离及通乎三焦之里而言,主要是指 3 寸。又与手阳明之三里上下相应,对三焦在里诸病无所不包,可以互观。

［定位标准］

小腿外侧,犊鼻与解溪连线上,犊鼻下 3 寸,胫骨外旁开 1 横指。

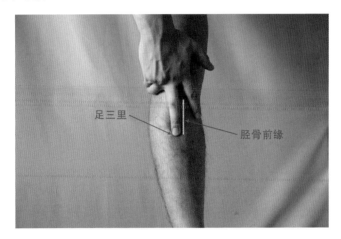

足三里

［取穴方法］

小腿两骨(胫、腓骨)之间,距胫骨约 1 横指处是本穴。

［穴位功效］

足三里是足阳明胃经的合穴,五行属土,故为土中土穴。所谓土生万物,胃与脾相表里,故足三里统治一切脾胃之疾。脾胃为后天之本,主运化吸收,如果机体营养不良,自然就会影响胸部的发育。再者,脾主肌肉,脾胃虚弱、肌肉乏力,胸乳很容易松软下垂,因此温灸或按揉足三里,可以健脾和胃,同时具有一定的丰胸作用。

中医学认为,肾为先天之本,主管人体生长发育。人出生后,肾气必须得到脾胃这个"后天之本"不断化生和滋养才不会枯萎。所以女性想延缓机体衰老,可经常灸足三里,配以血海、太白等穴位,能够健脾益气,增强食欲,促进营养物质的吸收与代谢,延缓机体的衰老,这就是中医常说的"补后天之本,养先天之气"。

（四）行血养心——心俞

[穴名释义]

心，心脏也；俞，有输注、转输之意。心俞为心之背俞穴，是指心脏之气输注于背部的腧穴。

[定位标准]

在脊柱区，第5胸椎棘突下，后正中线旁开1.5寸。

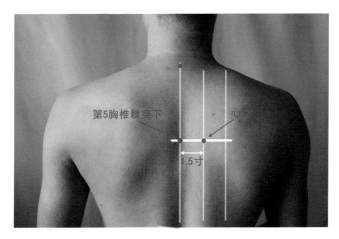

心俞

[取穴方法]

取俯卧位或正坐位，先找到两肩胛骨下缘，二者连线的中点对应第7胸椎，再向上数至第5胸椎，在第5胸椎棘突下，肩胛骨内侧缘线与后正中线的中点即后正中线旁开1.5寸处即为本穴。

[穴位功效]

心俞经属足太阳膀胱经，为心之背俞穴。心主血脉，心气推动和调控血液在脉中运行，流注全身而发挥滋养作用。心气充沛，则血液运行正常，全身得到滋养，呈现出面色红润、有光泽等征象。心藏神，有主司精神活动的作用。心血充足则心神清明，呈现出神采奕奕、思维清晰等征象。心俞内应心脏，是心气输注、转输之所，艾灸或按揉心俞，具有温通血脉、益气行血、养心安神的功效。

三、通调月经穴

月经失调为妇科常见的疾病，表现为月经周期或出血量的异常，可伴月经前、经期时的腹痛及全身症状。月经不调主要与肝、脾、肾有关。治疗月经相关疾病（如调经、通经）的穴位称为通调月经穴，通调月经穴有水道、归来、水泉、地机、太冲等。

（一）逐水通经——水道

［穴名释义］

水,指水液。道,指道路。穴位深部对应小肠,并靠近膀胱,能治各种水肿病。

［定位标准］

在下腹部,脐中下 3 寸,前正中线旁开 2 寸。

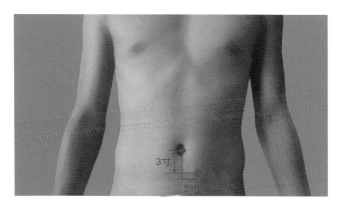

水道

［取穴方法］

在下腹部,脐下 3 寸(4 横指),前正中线旁开 2 寸(3 横指)处。

［穴位功效］

脐孔以下,中医学称为小腹或少腹,因水道与会阴邻近,阴气偏重,阳气偏弱。水道为足阳明胃经之穴,艾灸此穴,可引阳经之气,散阴病之邪,行气活血,散寒止痛,逐水消肿。

（二）调经助孕——归来

［穴名释义］

归,还也;来,还也。含恢复和复原之意。本穴主治女子子宫脱出诸症。由于刺激本穴可使之复原,故名。

［定位标准］

在下腹部,脐中下 4 寸,前正中线旁开 2 寸。

［取穴方法］

取仰卧位,在脐中下 4 寸,前正中线旁开 2 寸处取穴。

［穴位功效］

归来是一个调经助孕的特效穴,对治疗腹痛、疝气、月经不调、白带异常、阴挺作用效果好,配大敦治疝气,配三阴交、中极治月经不调效果更佳。艾灸归来可帮

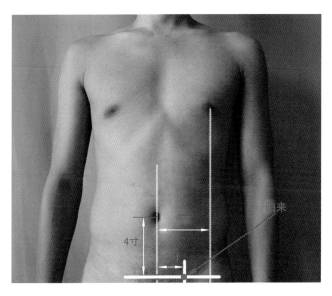

归来

助脱垂的子宫归位。

（三）补肾调经——水泉

[穴名释义]

泉，水源也。此穴在太溪直下1寸，足内踝后下方，为足少阴肾经之郄穴，是本经气血深聚之处，故名水泉。

[定位标准]

在足内侧，内踝后下方，太溪直下1寸（指寸），跟骨结节的内侧凹陷处。

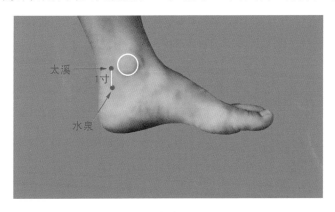

水泉

［取穴方法］

先于内踝尖与跟腱之间的中点取太溪,太溪直下 1 寸即是水泉。

［穴位功效］

水泉为足少阴肾经郄穴,肾藏精,肾主水,艾灸此穴能滋阴补水,临床上多用来治疗闭经、月经不调、痛经、阴挺、小便不利、头昏眼花等疾病。

（四）助脾调经——地机

［穴名释义］

地,指下部。机,指机关,机动。穴在下肢,属足太阴脾经之郄穴,故名地机,其名与天枢相对应。

［定位标准］

位于胫骨内侧,在胫骨后缘与比目鱼肌之间,膝下 5 寸内侧凹陷中,位于阴陵泉直下 3 寸,漏谷上 4 寸处。

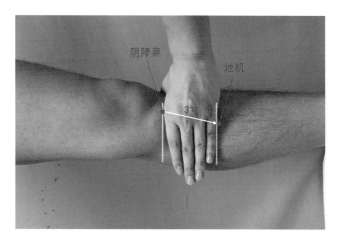

地机

［取穴方法］

先于胫骨内侧髁下定阴陵泉,直下 3 寸即是地机。

［穴位功效］

地机为足太阴脾经郄穴,脾主运化,主统血,艾灸此穴能治疗腹胀、泄泻、水肿、小便不利、遗精、月经不调、痛经等疾病。

（五）柔肝调经——太冲

［穴名释义］

太,甚大也。冲,冲射之状也。该穴名意指肝经的水湿风气在此向上冲行。

[定位标准]

位于足背侧，第 1、2 跖骨结合部之前的凹陷处。

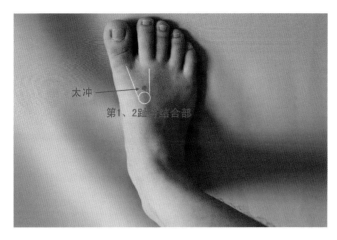

太冲

[取穴方法]

以手指沿踇趾、次趾夹缝向上移压，压至能感觉到动脉搏动应手处，即是太冲。

[穴位功效]

中医认为，肝为"将军之官"，主怒。生气指的就是发火，或郁而不发，干生闷气。人体能量在"怒"时，往往走的是"肝经"路线。太冲是肝经的原穴，从理论上讲，原穴往往调控着该经的总体气血。人生气时，肝也会受到影响，在太冲表现为有压痛感，温度或色泽发生变化。因生气而导致各种不适如头痛头晕时，即可按揉太冲，此外，太冲在足部的反射区为胸部，按压该穴还可疏解心胸的不适感。

四、通畅乳汁穴

妇人产后乳汁不畅是较常见的产后病证，通常由痰浊阻滞、肝郁气结或外伤剖腹，气血被夺所引起，具有行气解郁、通畅乳汁作用的穴位称为通畅乳汁穴，通畅乳汁穴有乳根、膻中、少泽、肩井等。

（一）通气畅乳——乳根

[穴名释义]

穴在乳房之根部，故名乳根。

[定位标准]

位于第 5 肋间隙，乳头直下，中庭穴旁开 4 寸，锁骨中线上。

[取穴方法]

从乳头直下作垂线与第 5 肋间隙的水平线所形成的交点。

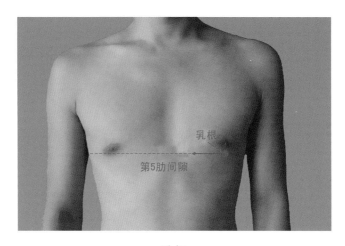

乳根

[穴位功效]
艾灸此穴能调畅乳部局部气血,使乳管保持通畅。

(二) 调理气机——膻中

[穴名释义]
膻,羊臊气或羊腹内的膏脂也,此指穴内气血为吸暖后的暖燥之气。中,与外相对,指穴内。膻中意指任脉之气在此部位吸暖胀散。

[定位标准]
在胸部,前正中线上,平第 4 肋,两乳头连线的中点。

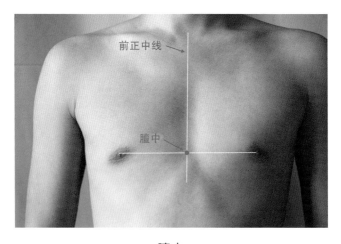

膻中

[取穴方法]

在胸部，前正中线上，两乳头连线的中点。

[穴位功效]

膻中经属任脉，是足太阴、少阴，手太阳、少阳与任脉之会。中医将胸称为大气之府，气乃万物之主，无所不及，无论是血、津、液，还是情、欲，都离不开气的温煦、推动、滋养。而膻中位于大气之府的中央，是"气之会穴"。此外，膻中还是"诸阴之海""主胞胎"，是统领一身阴血之责的任脉之穴。例如，女性乳房的发育，既需要雌激素的滋养，也需要孕激素的刺激，女性若取膻中灸疗，就有了气（阳）、血（阴）双补的效果。

艾灸或按揉膻中，上可将阴阳之气输送至头面，美容养颜；中可促进乳腺的发育与营养，丰胸增乳；下能将阴血回归于胞宫，调养天癸。

（三）通乳要穴——少泽

[穴名释义]

少，小也。泽，润也。此穴为手太阳小肠经之井穴，手太阳主液。井穴脉气始出而微小，液有润泽身体之功，故名少泽。

[定位标准]

在手小指末节尺侧，距甲根角0.1寸。

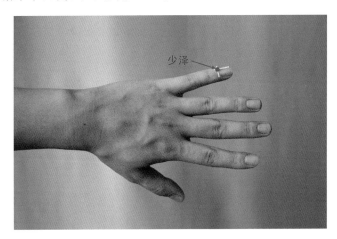

少泽

[取穴方法]

在手小指指甲根部作一条水平线，在小指指甲外侧缘作一垂直线，水平线与垂直线形成的十字交叉点处即为本穴。

［穴位功效］

小肠主液所生病,针刺手太阳小肠经之井穴少泽能通调小肠经,促进乳汁的分泌,此穴是通乳要穴。

（四）行气利胆——肩井

［穴名释义］

穴在肩上凹陷处,因凹陷颇深,犹如深井,故以此为名。

［定位标准］

在肩上,前直对乳中,位于大椎与肩峰端连线的中点上。

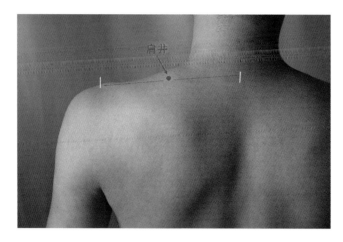

肩井

［取穴方法］

取穴时一般采用正坐位、俯伏位或者俯卧位,此穴位于人体的肩上,前直对乳中,位于大椎与肩峰端连线的中点,即乳头正上方与肩线交接处。

［穴位功效］

肩井经属足少阳胆经,是一个使人放松的穴位,艾灸此穴外能舒筋活络,内能舒畅情志,从而一方面能减轻产后抑郁,另一方面能促使脾胃气血化生为乳汁。

五、通利大便穴

便秘是临床上的常见病、多发病。随着人们生活方式的改变,近年来便秘在我国的发病率明显增加,且逐渐年轻化。患者可有大便排出困难、便质干硬、虚坐努责、腹部胀满、烦躁易怒、口渴多饮、舌红苔黄等症状,通利大便穴有天枢、大肠俞、支沟、照海等。

(一) 大肠枢纽——天枢

[穴名释义]

天,指天空。枢,指枢纽。脐上为天,属阳,脐下为地,属阴,穴位平脐,如天地间之枢纽。

[定位标准]

在腹部,横平脐中,前正中线旁开2寸。

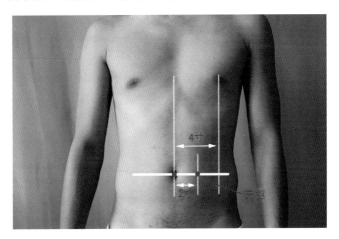

天枢

[取穴方法]

脐中水平线外侧3横指处即是该穴。

[穴位功效]

天枢是足阳明胃经在脐旁的穴位,是治疗消化系统疾病尤其是大肠疾病的重要穴位,并有调和脾胃的功能,有明显的止痛、止泻、通便的作用。腹部疼痛时,艾灸此穴效果最为明显。

(二) 通利大肠——大肠俞

[穴名释义]

本穴与大肠相应,为大肠经的腧穴。与大肠有关的证候,皆可取此穴以舒之,故名大肠俞。

[定位标准]

在脊柱区,当第4腰椎棘突下,旁开1.5寸。

[取穴方法]

第4腰椎与第5腰椎棘突之间,旁开1.5寸。大肠俞在腰间系腰带处,脊椎往外侧2横指的地方,肾俞往下约4横指处。

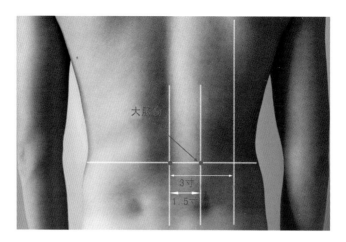

大肠俞

[穴位功效]

大肠主传导,主要功能是将体内的代谢产物排出体外。大肠俞作为大肠气的转输之处,可通肠导滞、调理肠胃,治疗肠部诸症。

(三) 通便要穴——支沟

[穴名释义]

支,通"肢"。沟,指沟渠,有狭窄之意。本穴位于上肢前臂尺、桡骨之间。

[定位标准]

在前臂后区,腕背侧远端横纹上3寸,尺骨与桡骨间隙中点。

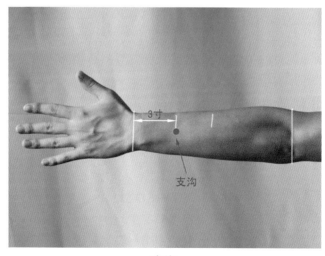

支沟

[取穴方法]

手背腕横纹中点上 3 寸，位于前臂尺、桡骨之间。

[穴位功效]

支沟为手少阳三焦经的主要穴位之一，有泄三焦火气、疏通三焦经脉的作用。常用于治疗由于人体代谢产物排泄不畅所引起的疾病，如便秘，是临床上的通便要穴。中医学历来有"胁痛觅支沟"的说法，可见，支沟是治疗胁肋疼痛的有效穴位。

（四）润肠通便——照海

[穴名释义]

照，光照；海，海洋。照海经属肾经，气盛如海，意为肾中真阳，可光照周身。

[定位标准]

在踝区，内踝尖下方凹陷处。

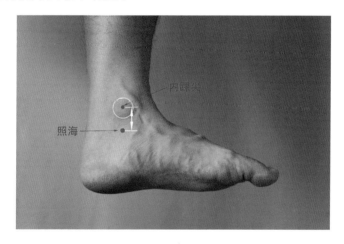

照海

[取穴方法]

在足内侧面，取穴时，沿着内踝尖垂直向下推，至其下缘凹陷处即是本穴。

[穴位功效]

照海是八脉交会穴之一，与阴跷脉相通。两脉负责协调阴阳二气，照海的主要功能与人的睡眠活动有关。因而照海，除了具有滋阴清热的作用外，还可协调阴阳平衡、宁神助眠。同时照海属于肾经，艾灸此穴能滋补肾阴从而润肠通便。

第三节　祛痰、止咳、平喘类穴位

祛痰止咳平喘法是通过化饮祛痰、宣肺、润肺、降气等方法，达到治疗的目的。人体内的痰是由机体水液代谢障碍，水湿积聚而产生的病理产物，也可作为病因导致各种疾病。中医学所说的"痰"分为"有形之痰"和"无形之痰"，即呼吸道的分泌物和体内代谢产物。前者是由于痰滞于肺，影响肺气的肃降，导致咳嗽、喘息、咯痰等症；后者往往与其他致病因素如风、寒、火、瘀等合而为病，形成了现代医学所说的肥胖、淋巴结核、心脑血管疾病等。祛痰、止咳、平喘类穴位可健脾和胃、化痰祛湿、止咳平喘，不仅可以化"有形之痰"以达到止咳平喘之功，还可以祛"无形之痰"来祛除人体内因水湿积聚而产生的病理产物。此节主要介绍祛痰穴、止咳穴、平喘穴。

一、祛痰穴

人体内的痰，即呼吸道的分泌物和体内代谢产物。中医学认为，痰的产生主要与肺、脾、肾三脏关系密切，而首先责之于脾，故有脾为"生痰之源""肺为贮痰之器"之说。当人体内痰湿积聚，则表现为咳喘、头晕、不思饮食、恶心呕吐、大便黏滞等。可采用祛痰化湿的方法对人体进行调节。祛痰的代表穴有丰隆、中脘、内关、脾俞、上脘等。

（一）祛湿化痰——丰隆

［穴名释义］

丰，丰盛之意。丰隆，小腿前方之肌肉高大丰满也。足阳明胃经谷气充足，气血旺盛，至此溢入大络，故名丰隆。

［定位标准］

在小腿前外侧，外踝尖上 8 寸，条口外，距胫骨前缘 2 横指（中指）处。

［取穴方法］

取仰卧位或正坐屈膝位，犊鼻至解溪间（16 寸）的中点，胫骨前嵴外 2 横指处即为此穴。

［穴位功效］

丰隆经属足阳明胃经，首载于《灵枢·经脉》中，具有调和胃气、祛湿化痰、通经活络、补益气血、醒脑安神等功效，是祛痰的要穴。因丰隆是足阳明胃经之络穴，别走于足太阴脾经，故可治脾胃相关疾病。

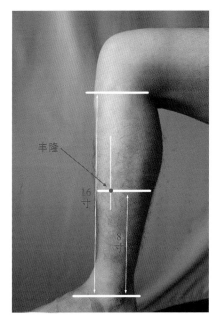

丰隆

艾灸或按揉丰隆，可通调脾胃气机，使气行津布、中土得运、湿痰自化。而百病皆由痰作祟，所以凡与痰有关的病证都可取丰隆进行治疗，如头晕、痰多咳嗽、水肿、腹胀、下肢痿痹等。

（二）行气祛痰——中脘

［穴名释义］

中脘在胃脘的中部，相对于上脘及下脘而言。中脘为胃之募穴，可治胃腑诸病。

［定位标准］

在上腹部，前正中线上，脐中上 4 寸。

［取穴方法］

脐中央与胸骨体下缘两点连线的中点（脐上 4 寸）处即是本穴。

［穴位功效］

中脘主要治疗消化系统疾病，很多与气血有关的问题都可以通过中脘来调理，如月经。月经的情况实际上也是对气血盛衰的反映，脾胃是化生气血的源头，女性出现月经减少、月经色浅，或者月经周期不规律，甚至不孕的情况时，多为气血两亏所致。

中脘为上、中、下三焦的枢纽，可疏调气机、调节任督二脉，使气血充和、气机

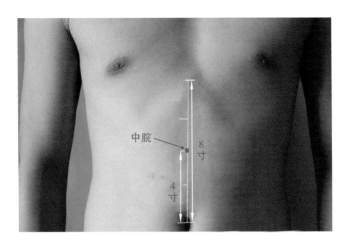

中脘

通畅。故而中脘在治疗脾失健运、痰湿内盛的证候中,既可消导健脾,又可化痰祛湿,标本兼治,效果甚佳。

(三)化痰通络——内关

[穴名释义]

内,指胸膈之内及前臂之内侧。关,关格,关要。内关,穴居前臂内侧之冲要,可以通胸膈关塞诸病也,故名内关。

[定位标准]

在前臂掌侧,曲泽与大陵的连线上,腕横纹上2寸,掌长肌腱与桡侧腕屈肌腱之间。

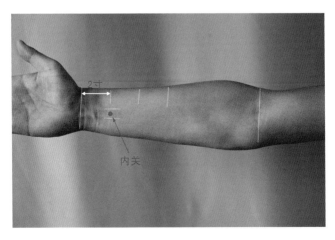

内关

[取穴方法]

位于掌长肌腱与桡侧屈腕肌腱之间，腕横纹上2寸即为此穴。

[穴位功效]

内关属手厥阴心包经，会于阴维脉，是八脉交会穴之一。内关有宁心安神、理气和胃、镇痛的作用。主要用于治疗心血管疾病、精神疾病及消化系统疾病等，如心痛、心悸、失眠、健忘、胃痛、呕吐、呃逆等。内关对于中医所讲的七情中的"忧思气结"引起的悲痛、神经衰弱、月经紊乱等也有较好的调节作用。

艾灸或按揉内关，可调心、养血、安神，对抑郁或者处于更年期的人，应多灸内关。另外，艾灸内关对腹痛、腹泻、腹胀等也有很好的作用。

（四）健脾化痰——脾俞

[穴名释义]

脾俞内通脾脏，可积精禀气、助胃化食，是脾气转输于后背的部位。

[定位标准]

在脊柱区，当第11胸椎棘突下，旁开1.5寸。

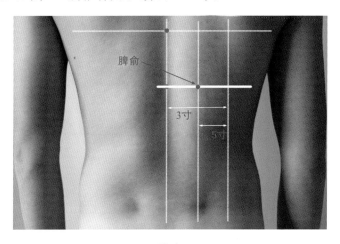

脾俞

[取穴方法]

（1）两肩胛骨下角水平线横平第7胸椎棘突下。

（2）脊中至肩胛骨内缘间（3寸），取其中点（1.5寸）的垂线与第11胸椎棘突下水平线的交点处。

[穴位功效]

脾俞属足太阳膀胱经，内应脾脏，是脾气转输、输注之所，为治脾要穴。中医认为脾胃为"后天之本，气血生化之源"，脾统血，主四肢肌肉，故本穴为治疗脾胃病、妇科病、四肢无力等疾病的要穴之一。本穴具有利湿升清、健脾和胃之功效。

艾灸或按揉脾俞,可健脾利湿、益气统血、健运脾阳,治疗脾胃有关的疾病。对呕吐、胃痛、胸胁胀痛、黄疸、水肿、不欲饮食、四肢不收、虚劳、腰背痛、脘腹胀痛、胸胁支满、泄泻、带下、胃炎、消化性溃疡、胃下垂等有特殊疗效。

(五)和胃化痰——上脘

[穴名释义]

位于胃脘上部,相对于中脘及下脘而言,故名上脘。

[定位标准]

在上腹部,前正中线上,脐中上5寸。

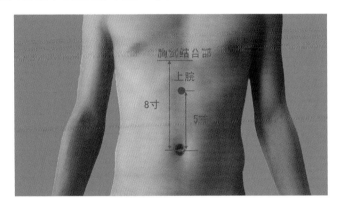

上脘

[取穴方法]

脐中央与胸剑结合部之间的连线上,脐上5寸处取穴。

[穴位功效]

上脘属任脉,具有和胃降逆、化痰宁神的功效。主要用于治疗脾胃及神志疾病,如胃痛、腹胀、反胃、呕吐、呃逆、急慢性胃炎等疾病。此外,上脘亦可调节一身阴血,因任脉乃"阴脉之海""主妊养胞胎",统帅调节诸阴经。

艾灸或按揉上脘,既可健脾和胃、消积化食,又能调养阴血、温经通络,调理女性月经问题。《内经》言:饮食不下,膈塞不通,邪在胃脘,在上脘,则刺抑而下之。

二、止咳穴

咳嗽是最为常见的病证之一,因外感或内伤等因素,导致肺失宣降,肺气上逆。外感病病因是气候突变或调摄失宜,六淫从口鼻或皮毛侵入,使肺气被束,肺失肃降;内伤病病因包括饮食、情志及肺脏本身出现病变。咳嗽的表现有多种,如咳声洪亮有力、咳声低怯、咳声重浊、干咳痰少等,不论哪种咳嗽,都可用止咳穴进行调节。止咳的代表穴有中府、天突、列缺、尺泽、肺俞等。

（一）补肺止咳——中府

[穴名释义]

中,指中气,即天地之气,又指中焦、胸中与中间。府,指府库。中府,意为天地之气在胸中储积之处。此穴为脾肺合气之处,故名中府。

[定位标准]

在胸前区的外上方,云门下1寸,平第一肋间隙,距前正中线6寸。

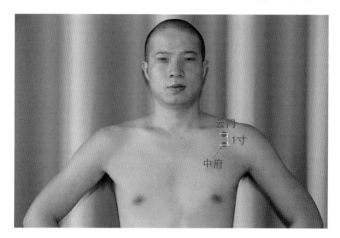

中府

[取穴方法]

以手叉腰,先取锁骨外端下方凹陷处的云门,在云门直下1寸,平第一肋间隙处取穴。

[穴位功效]

中府属手太阴肺经,手太阴之脉起于中焦,是肺气汇聚之处。中府有止咳平喘、肃降肺气的作用。中医认为肺为宗气化生之处,气为血之帅,肺主宗气,肺朝百脉,有宣发输布水谷精微至全身各部的功能,故中府为宗气灌注之穴,为肺经循环流注之穴。

艾灸或按揉中府,可治疗胸肺疾病,如咳嗽、气喘、胸痛、肺炎、支气管炎及哮喘等。经常艾灸中府既能疏达内藏抑郁之气,又可补益肺气。

（二）利咽止咳——天突

[穴名释义]

天气通于肺,穴处犹如肺气出入之灶突也,故名天突。

[定位标准]

在颈部,前正中线上,胸骨上窝中央。

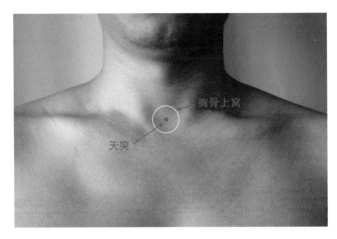

天突

[取穴方法]

仰靠坐位,或仰卧位,在胸骨上窝正中央凹陷处取穴。

[穴位功效]

天突属任脉,本穴位于胸腔最上端,既为清气之所入之处,又为浊气之所出之处。天突具有宣通肺气、理气化痰、清咽开音之效。本穴可治疗胸肺及颈部疾病,如咳嗽、哮喘、咽干、失音、梅核气等。

艾灸或按揉天突(本穴按揉时应轻柔),可理气化痰、利咽开音。

(三) 平喘止咳——列缺

[穴名释义]

列,裂开。缺,缺口。穴在腕上之裂隙与衣袖之边缘处,手太阴肺经从此穴别走手阳明大肠经,如天际裂缝,故名列缺。

[定位标准]

在前臂桡侧缘,桡骨茎突上方,腕横纹上1.5寸。

[取穴方法]

两手虎口平直交叉,一手食指按在另一手桡骨茎突上方,食指尖端下的凹陷处即为本穴。

[穴位功效]

列缺属手太阴肺经,为手太阴肺经的络穴,八脉交会穴之一,通任脉。本穴有止咳平喘、通经活络、宣肺祛风之功。中医认为"肺主气,司呼吸,主宣发肃降",故

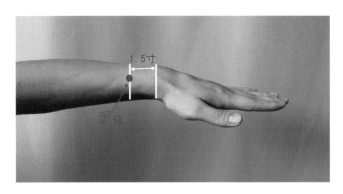

列缺

列缺能治疗肺失清肃、肺气上逆或肺络损伤而致的咳嗽、气喘等；又为手太阴肺经之络穴，别走于阳明大肠经，手阳明大肠经从手走颈项达头面，入下齿中，故可宣肺解表、祛风通络，治疗外邪所致的头面五官病及颈项病；另本穴为八脉交会穴，通任脉。任脉起于胞宫，出于会阴，与肾相联系，肺属金，又为肾水之母，故又可用于前阴病的治疗。

艾灸或按揉列缺，可滋阴养肺、宣肺解表、祛风通络。艾灸列缺可以治疗感冒、外感发热、咳嗽、气喘、咽喉肿痛、落枕、手腕无力、偏头痛、头项强痛等疾病。

（四）清肺止咳——尺泽

［穴名释义］

尺，指长度。泽，水之所聚。此穴在肘部，为合穴，脉气汇聚于此，故名尺泽。

［定位标准］

在肘横纹中，肱二头肌腱桡侧凹陷处。

［取穴方法］

仰掌，微屈肘，握拳，肱二头肌微用力收缩，使肘横纹处肱二头肌腱显现，在肘横纹水平线与肱二头肌腱桡侧缘的直线相交点处取穴。

［穴位功效］

尺泽属手太阴肺经，具有清肺泻火、通络止痛、调理肠腑之功。中医认为肺主气，司呼吸，尺泽为肺经之合穴，"合主逆气而泄"，又穴性属水，为手太阴肺经的子穴，根据"实则泻其子"的原则，凡肺经有热所致肺气上逆之咳喘、胸胁胀满、热伤肺络所致的咯血及肺热上壅所致的咽喉肿痛等，均可用尺泽进行治疗。另肺热移于胃肠，胃气上逆则呕吐，尺泽可清肺胃、止呕吐。

艾灸或按揉尺泽，可清肺胃之热，亦可行气活络、祛瘀止痛。艾灸本穴可治疗咳嗽、气喘、咽喉肿痛、胸部胀满、吐泻、肘臂挛痛等疾病。

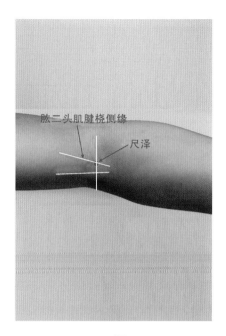

尺泽

（五）补肺止咳——肺俞

[穴名释义]

肺即肺脏，俞乃输注，本穴是肺气转输的部位，故名肺俞。

[定位标准]

在脊柱区，第3胸椎棘突下，后正中线旁开1.5寸。

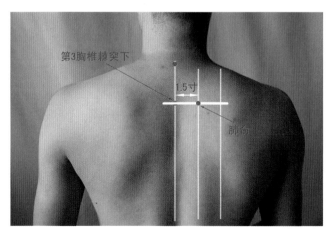

肺俞

［取穴方法］

取正坐位或俯卧位。先定大椎,第3胸椎棘突下的水平线与脊正中至肩胛骨内缘间(3寸)的中点(1.5寸)处的垂直线相交处取穴。

［穴位功效］

肺俞属足太阳膀胱经,具有解表宣肺、调理肺气的功效。本穴是肺脏之气输注背部之处,与肺脏内外相应,故是治疗肺脏疾病的重要腧穴。中医认为"肺为五脏之华盖,主气、主表,外合于皮毛,鼻为肺窍",故可治疗外感病和鼻病。

艾灸或按揉肺俞,可调肺和营、宽胸理气。艾灸肺俞多用于咳嗽、气喘、胸满、背痛、鼻塞的治疗。

三、平喘穴

喘与咳相对而言,喘指的是呼吸不畅的气息,咳指的是咳嗽的声音。喘是指由于外感或内伤,导致肺失宣降、肺气上逆或气无所主,肾失摄纳,主要表现为呼吸困难,甚则张口抬肩、鼻翼煽动、不能平卧等。喘证分为虚实两类。实喘在肺,为外邪、痰浊、肝郁气逆、肺壅邪气导致肺宣降不利;虚喘在肺、肾两脏,因精气不足、气阴亏耗导致肺不主气,肾不纳气。平喘穴具有温宣、清肃、祛痰、理气、补益等功效,可以达到平喘止咳之目的。平喘的代表穴有列缺、膻中、肺俞、膏肓、璇玑、定喘等。

(一) 止咳平喘——列缺

［穴名释义］

列,裂开。缺,缺口。穴在腕上之裂隙与衣袖之边缘处,手太阴肺经从此穴别走手阳明大肠经,如天际裂缝,故名列缺。

［定位标准］

在前臂桡侧缘,桡骨茎突上方,腕横纹上1.5寸。

［取穴方法］

两手虎口平直交叉,一手食指按在另一手桡骨茎突上方,食指尖端下的凹陷处即为本穴。

［穴位功效］

列缺属手太阴肺经,为手太阴肺经的络穴,八脉交会穴之一,通任脉。本穴有止咳平喘、通经活络、宣肺祛风之功。中医认为"肺主气,司呼吸,主宣发肃降",故列缺能治疗肺失清肃、肺气上逆或肺络损伤而致的咳嗽、气喘等;又为手太阴肺经之络穴,别走手阳明大肠经,手阳明大肠经从手走颈项达头面,入下齿中,故可宣肺解表、祛风通络,治疗外邪所致的头面五官病及颈项病;另本穴为八脉交会穴,通任脉。任脉起于胞宫,出于会阴,与肾相联系,肺属金,又为肾水之母,故又可用

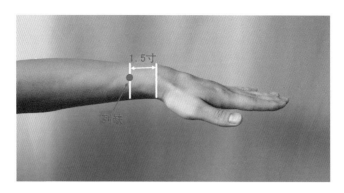

列缺

于前阴病的治疗。

艾灸或按揉列缺,可滋阴养肺、宣肺解表、祛风通络。艾灸列缺可以治疗感冒、外感发热、咳嗽、气喘、咽喉肿痛、落枕、手腕无力、偏头痛、头项强痛等疾病。

(二)理气止咳——膻中

[穴名释义]

膻,羊臊气或羊腹内的膏脂,此处指穴内气血为吸暖后的暖燥之气。中,与外相对,指穴内。膻中意指任脉之气在此部位吸暖胀散。

[定位标准]

在胸部,前正中线上,平第四肋,两乳头连线的中点。

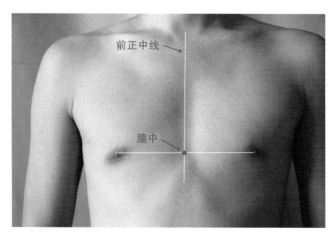

膻中

[取穴方法]

在胸部,前正中线上,两乳头连线的中点。

［穴位功效］

　　膻中经属任脉，是足太阴、少阴，手太阳、少阳与任脉之会。中医将胸称为大气之府。气乃万物之主，无所不及，无论是血、津、液，还是情、欲，都离不开气的温煦、推动、滋养。而膻中位于大气之府的中央，是"气之会穴"。此外，膻中还是"诸阴之海""主胞胎"，是统领一身阴血之责的任脉之穴。例如，女性乳房的发育，既需要雌激素的滋养，也需要孕激素的刺激，女性若取膻中灸疗，就有了气（阳）、血（阴）双补的作用。

　　艾灸或按揉膻中，上可将阴阳之气输送至头面，美容养颜；中可促进乳腺的发育与营养，丰胸增乳；下能将阴血回归于胞宫，调养天癸。

（三）调肺止咳——肺俞

［穴名释义］

　　肺即肺脏，俞乃输注，本穴是肺气转输的部位，故名肺俞。

［定位标准］

　　在脊柱区，第 3 胸椎棘突下，后正中线旁开 1.5 寸。

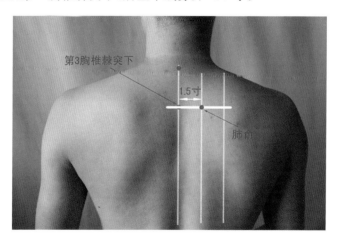

第3胸椎棘突下

1.5寸

肺俞

肺俞

［取穴方法］

　　取正坐位或俯卧位。先定大椎，第 3 胸椎棘突下的水平线与脊正中至肩胛骨内缘间（3 寸）的中点（1.5 寸）处的垂直线相交处取穴。

［穴位功效］

　　肺俞属足太阳膀胱经，具有解表宣肺、调理肺气的功效。本穴是肺脏之气输注背部之处，与肺脏内外相应，故是治疗肺脏疾病的重要腧穴。中医认为"肺为五脏之华盖，主气、主表，外合于皮毛，鼻为肺窍"，故可治疗外感病和鼻病。

艾灸或按揉肺俞,可调肺和营,宽胸理气。艾灸肺俞多用于咳嗽、气喘、胸满、背痛、鼻塞的治疗。

（四）补虚益损——膏肓

[穴名释义]

膏肓,指心下膈上之脂膜。内与心膈间脂膜相应,邪正之气可由此出入转输。因近于心包故被看作心包的组成部分。此穴与厥阴俞并列,故名膏肓。

[定位标准]

在脊柱区,第4胸椎棘突下,后正中线旁开3寸。

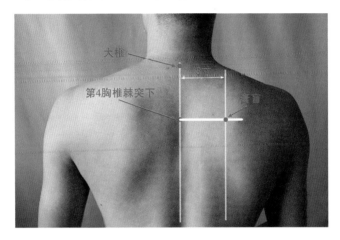

大椎

第4胸椎棘突下

膏肓

膏肓

[取穴方法]

正坐或俯卧。先定大椎,在第4胸椎棘下水平线与肩胛内缘垂直线交点处取穴。

[穴位功效]

膏肓属足太阳膀胱经,本穴为治疗各种慢性虚损性疾病的常用穴,有补肺健脾、宁心培肾、补虚益损之功用。膏肓位于心肺之间,膏生于脾,肓生于肾,故膏肓与肺、心、脾、肾关系密切。肾益先天,脾补后天,肺主气,心主血藏神,故可治疗肺脏疾病、虚劳羸瘦、神志病等。

艾灸或按揉膏肓,可补虚益损、宁心安神、益肾补脾,为治疗各种慢性虚损性疾病的特效穴。

（五）宽胸利肺——璇玑

[穴名释义]

璇,同"旋"。玑,同"机"。璇玑,星名,是古代观察天文的仪器,指其为旋转,为枢机。此穴为气管与肺气转运之枢机，故名璇玑。

[定位标准]

在胸部，前正中线上，胸骨上窝中央下 1 寸。

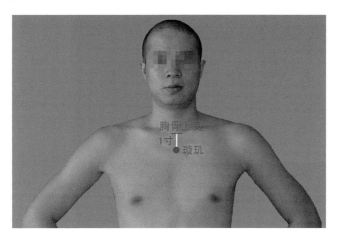

璇玑

[取穴方法]

前正中线与天突下 1 寸（指寸量取）的水平线交点处取穴。

[穴位功效]

璇玑属任脉，具有宽胸利肺、止咳平喘的功效。璇玑主要治疗胸肺、咽喉等疾病，如胸胁支满、哮喘、支气管炎、喉痹等。

艾灸或按揉璇玑，可利咽止痛、宽胸理气。艾灸此穴多用于治疗咽痛、咳嗽、气喘、胸胁支满等。

（六）降逆定喘——定喘

[穴名释义]

定，为平定之意。喘，指喘息、喘咳。定喘有平定哮喘的作用，是治疗哮喘的特效穴。

[定位标准]

在脊柱区，第 7 颈椎棘突下，后正中线旁开 0.5 寸。

[取穴方法]

俯卧位或正坐位，第 7 颈椎棘突下，后正中线旁开 0.5 寸处取穴。

[穴位功效]

定喘属经外奇穴，是平喘止咳的特效穴。呼吸系统疾病如哮喘、咳嗽、支气管炎等可选用本穴。艾灸或按揉定喘，有平定哮喘、止咳降逆之功，疗效显著。

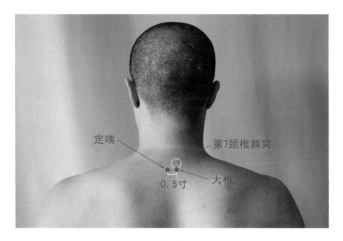

定喘

第四节　消导类穴位

消导法,又称消食导滞法。凡其有行气、消积、化食等作用并用来治疗各种积滞的穴位,都可归属为消导类穴位。人体出现积滞的原因有很多,但总的来说多由饮食积滞导致脾失健运、胃失和降所致,从而引起嗳腐吞酸、胀满恶食、泻痢臭秽等症。消导类穴位有消食导滞、健脾和胃的作用。消导类穴位包括消食穴和消散穴。

一、消食穴

人体出现食积的时候,身体多出现饮食积滞、脘腹胀满、恶心呕吐、不思饮食、大便失常等症。根据"坚者消之"的原则,多采用分消法对人体进行调节。消食穴的代表穴有足三里、公孙、太白、梁门、中脘等。

（一）行气消食——足三里

[穴名释义]

足,指下肢,相对于手而言。三里,指长度及人身上中下三部之里。以其与外膝眼的距离及通乎三焦之里而言,主要是指3寸。又与手阳明之三里上下相应,对三焦在里诸病无所不包,可以互观。

[定位标准]

在小腿外侧,犊鼻与解溪连线上,犊鼻下3寸,胫骨外旁开1横指。

[取穴方法]

小腿两骨之间(胫骨、腓骨),距胫骨前缘约1横指处即是本穴。

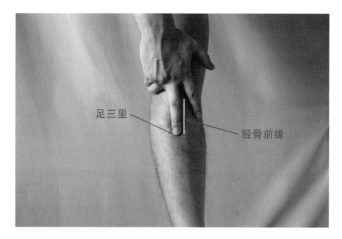

足三里

[穴位功效]

足三里是足阳明胃经的合穴,胃经是人体多气多血的经络,具有补中益气的功能,刺激足三里,可以激发气血的生化与运化。中医认为,脾胃乃后天气血生化之源,脾胃食积属于脏腑病,根据五腧穴治病原则,合治内腑,足三里乃足阳明胃经的合穴。所以经常按揉足三里,能够消积化食、增强食欲、促进食物的消化和吸收,避免积滞出现。

（二）补脾消食——公孙

[穴名释义]

公孙,乃公之辈与孙之辈也,言穴内气血物质与脾土之间的关系也。本穴为足太阴脾经的络穴,八脉交会穴,通于冲脉。

[定位标准]

在足内侧缘,第1跖骨基底部的前下方赤白肉际处。

[取穴方法]

在足大趾与足掌所构成的关节(第1跖趾关节)内侧,往后用手推有一弓形骨(足弓),在弓形骨后端下缘可触及一凹陷,按压有酸胀感。

[穴位功效]

公孙位于脾经上,通冲脉,联络足阳明胃经,是八脉交会的要穴,具有补脾和胃、调心安神的作用,可治疗胃痛、痢疾等。对此穴进行强刺激可疏导全身气血、消导健脾、化痰祛湿、改善脾虚肾弱、促进胃肠蠕动,从而改善食积症状。

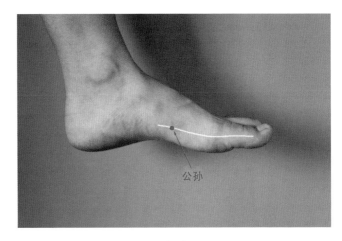

公孙

（三）健脾消食——太白

[穴名释义]

太，甚大也。白，肺之色也，气也。太白意指脾经的水湿云气在此吸热蒸升，化为肺金之气。本穴为大都传来的天部水湿云气，至本穴后受长夏热燥气化蒸升，在更高的天部层次化为金性之气，故名太白。

[定位标准]

在足内侧缘，足大趾关节（第1跖趾关节）后下方赤白肉际凹陷处。

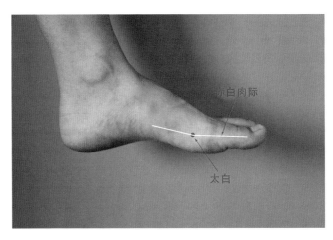

太白

[取穴方法]

采用仰卧位或正坐位，足底平放的姿势，太白位于足内侧缘，第1跖骨小头后下方凹陷处。

［穴位功效］

太白为足太阴脾经的输穴和原穴，蒸升之气同合于足太阴脾经的气血特性，且能较好地补充脾经经气的不足，为脾经经气的供养之源。故此穴是人体健脾要穴，能治各种原因引起的脾虚症状等，并有双向调节作用，揉此穴既可止腹泻，又可通便秘。太白可治疗食积引起的脾胃功能低下，可健脾益气、理气消食。其健脾的功能相当于山药薏米粥。

（四）和胃消食——梁门

［穴名释义］

梁，古代和粱字相通，意为谷物食品。门，指门户。本穴在胃部，梁门的意思是指食物出入的门户。

［定位标准］

位于人体的上腹部，脐中上4寸，距前正中线2寸。

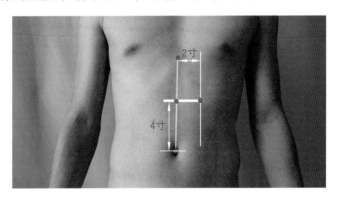

梁门

［取穴方法］

仰卧位，脐中央与胸骨体下缘连线的中点即为中脘，中脘左右各旁开2寸即为本穴。

［穴位功效］

梁门位于上腹部，靠近胃部。主治：胃痛、呕吐、食欲不振、腹胀、腹痛、泄泻等，可调中气、和肠胃、化积滞。现代常用此穴治疗胃炎、胃或十二指肠溃疡、胃下垂、胃神经官能症等。配公孙、内关、足三里主治胃痛、腹胀、呕吐。

（五）理气消食——中脘

［穴名释义］

中脘位于胃体的中部，相对于上脘及下脘而言。中脘为胃之募穴，可治胃腑诸病。

［定位标准］

在上腹部，前正中线上，脐中上 4 寸。

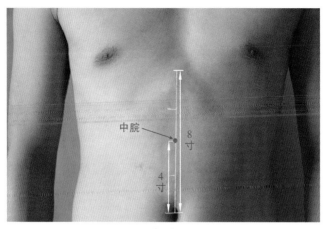

中脘

［取穴方法］

脐中央与胸骨体下缘连线的中点(脐上 4 寸)即是本穴。

［穴位功效］

中脘为上、中、下三焦之枢纽，主要治疗消化系统疾病，可疏调气机，是疏通人体气机的枢纽，调节任督，使气血充和、气机通畅。故而中脘在治疗食积引起的脾失健运、痰湿内盛的证候中，既可消导健脾又可化痰祛湿，标本兼治，效果甚佳。

二、消散穴

人体积滞之症，日久会形成积聚、瘀血、痞块等。根据"结者散之"的原则，可采用消散法对人体进行调节。消散穴的代表穴有大都、少海、臂臑等。

（一）消痞化积——大都

［穴名释义］

大，穴内气血场的范围大也。都，都市也，物质的集散之所也。该穴名意指脾经的气血物质在此聚集。本穴为隐白传来的生发之气，至本穴后呈聚集之状，如都市之物质聚散也，故名。

［定位标准］

在足内侧缘，足大趾关节(第 1 跖趾关节)前下方赤白肉际凹陷处。

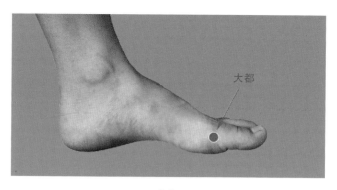

大都

[取穴方法]

足放平，取足内侧第1跖趾关节前下方赤白肉际凹陷处。

[穴位功效]

大都为足太阴脾经的荥穴，主治胃痛、腹胀、呕吐、泄泻、便秘、热病无汗、手足逆冷等。大都在治疗腹部胀满、结块、积聚等症时，可起到消痞散结、行气除满的功效。

（二）活血散瘀——少海

[穴名释义]

少，阴也，水也。海，大也，百川所归之处也。该穴名意指心经的地部经水汇合于本穴。本穴乃青灵水湿云气的冷降之雨和极泉的下行之血汇合之处，汇合的地部水液宽深如海，故名。

[定位标准]

在上肢部，屈肘，肘横纹内侧端与肱骨内上髁连线的中点处。

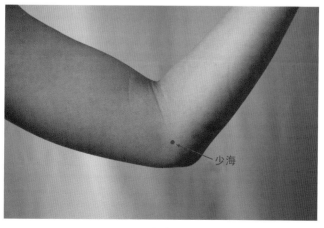

少海

[取穴方法]

屈肘,在肘横纹尺侧纹头凹陷处取穴。

[穴位功效]

少海,手少阴心经合穴,其功效为理气通络、益心安神、降浊升清,可治疗表里虚实寒热及情志疾病等,如癫狂、吐涎、项强、臂痛、齿痛、目眩、头风、气逆、瘰疬等。少海配天井,有活血散瘀的作用,主治瘰疬、瘀血积滞之症。

(三)通络散结——臂臑

[穴名释义]

臂,指穴所在的部位。臑,动物的前肢,为灵巧、好动之意,此指穴内气血物质为阳气。该穴名意指穴内的气血物质为天部的阳气。本穴位处臂部,穴内气血由大肠经各穴中上行的阳气聚集而成,阳气充盛而使臂能活动自如,故名。

[定位标准]

位于人体的臂外侧,三角肌止点处,曲池上 7 寸处。

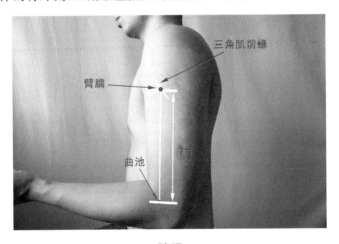

臂臑

[取穴方法]

在上臂部,找到三角肌,三角肌的止点处即为此穴。

[穴位功效]

臂臑属手阳明大肠经。其功效为通经活络、理气消痰、清热明目。主治肩臂疼痛、颈项强急、瘿气、瘰疬等。配手三里治疗瘰疬,可起温经散结、化瘀止痛的作用。

(四)消散和胃——胃脘下俞

[穴名释义]

胃脘下俞,经外奇穴名。胃脘,泛指肋弓以下的上腹部。俞,有输注、转输之意。足太阳膀胱经背部第一侧线通过本穴,可以理解为上腹部之气转输的腧穴。

［定位标准］

在脊柱区,第 8 胸椎棘突下,后正中线旁开 1.5 寸。

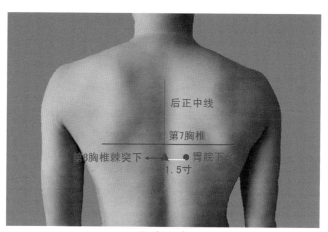

胃脘下俞

［取穴方法］

俯卧位或正坐位,先找到两肩胛骨下缘,二者连线的中点对应第 7 胸椎,再向下数至第 8 胸椎,在第 8 胸椎棘突下,肩胛骨内侧缘线与后正中线的中点即后正中线旁开 1.5 寸处。

［穴位功效］

胃脘下俞属经外奇穴,足太阳膀胱经背部第一侧线通过本穴,与背俞穴相似。胃脘为中医学人体部位名,泛指肋弓以下的上腹部。本穴可以理解为上腹部之气转输之所,故上腹部相关病证,如消化不良、胃胀胃痛、腹胀腹痛等可以选用此穴进行治疗。艾灸或按揉胃脘下俞,具有消散和胃、健脾化痰、理气止痛的功效,亦可治疗糖尿病。

（五）消散降逆——膈俞

［穴名释义］

膈,指横膈,位于心之下、脾之上。俞,有输注、转输之意。膈俞意指横膈之气输注于此,本穴内应横膈,且横膈自此系于背,又主横膈之病,故名。

［定位标准］

在脊柱区,第 7 胸椎棘突下,后正中线旁开 1.5 寸。

［取穴方法］

俯卧位或正坐位,先找到两肩胛骨下缘,二者连线的中点对应第 7 胸椎,在第 7 胸椎棘突下,肩胛骨内侧缘线与后正中线的中点即后正中线旁开 1.5 寸处。

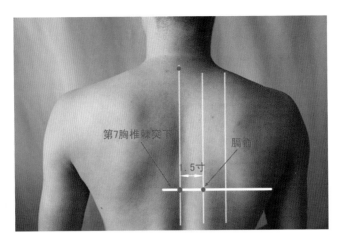

膈俞

[穴位功效]

膈俞属足太阳膀胱经,主横膈之病,如胃痛、呕吐、呃逆、噎膈等可以选用此穴进行治疗。艾灸或按揉膈俞,具有消散降逆、理气宽胸、活血通络的功效。

第五节　利水祛湿类穴位

凡能通利水道、渗泄水湿,以治疗水湿内停病证为主的穴位,称利水祛湿类穴位。人体水、湿皆由津液输布和排泄障碍而形成的。多与肺、脾、肾、膀胱、三焦等脏腑功能失调有关,并受肝失疏泄病变的影响。津液的输布和排泄障碍,常互相影响、互为因果,最终导致津液在体内停滞,形成湿浊困阻、水液潴留等。利水祛湿类穴位主要分为利水穴、祛湿穴。

一、利水穴

水液潴留(水饮),多由肺、脾、肾、肝等脏腑功能失调,气不行津,津液代谢障碍,潴留于肌肤或体内,发为水肿或腹水。根据水饮停留的部位不同而有不同的表现。如水饮凌心,阻遏心气,心阳被遏,症见心悸、心痛;水饮停肺,肺气壅滞,宣降失职,症见胸满、咳嗽;水饮停滞中焦,阻遏肝脾气机,可致清气不升,浊气不降,症见腹水、臌胀、脘腹胀满、纳呆;水饮停于四肢,症见肢体沉重水肿等。多采用利水祛湿的方法对人体进行调节。利水穴的代表穴有水分、水道、水泉、委阳、阴陵泉。

（一）通调水道——水分

[穴名释义]

水，地部水液也。分，分开也。该穴名意指任脉的冷降水液在此分流。

[定位标准]

在上腹部，前正中线上，脐中上1寸。

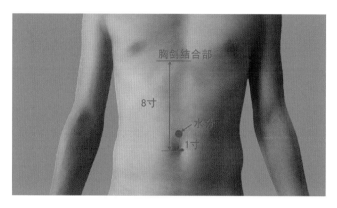

水分

[取穴方法]

本穴在前正中线上，先找到肚脐，肚脐直上1横指处即为本穴。

[穴位功效]

水分还有三个别名，分别为中守、中管、分水。其意与字面之意相同。水分为主管体内水液的通道，调理一些与水有关的疾病常获良效，如水肿、小便不通、尿路感染、腹痛、反胃、呕吐、腰脊强急等。经常艾灸水分可达到健脾补肾、疏通任脉、利水化湿、消肿的效果。

（二）通尿利水——水道

[穴名释义]

水，指水液。道，指道路。本穴居大巨下1寸，内部有膀胱，有通调水道，使水液渗注于膀胱之功，故名水道。

[定位标准]

在下腹部，脐直下3寸，前正中线旁开2寸。

[取穴方法]

本穴在前正中线上，肚脐直下"一夫法"（4横指），再取肚脐到一侧乳头的一半处即为本穴。

[穴位功效]

水道具有利尿通淋、调经止痛的作用。水道位于膀胱附近，对膀胱气化有直

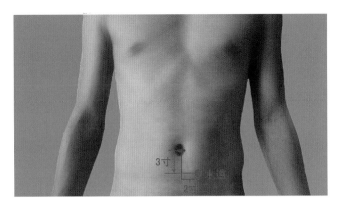

水道

接调整作用。气滞时通之，气虚时补之，经气得调，气运则水行，水道自然通畅。主要用于缓解、治疗小腹胀满、小便不利、遗尿、便秘、月经不调、痛经、不孕、盆腔炎、子宫病、卵巢病等。用拇指指腹点按此穴，长期按摩此穴可改善小便不利、痛经等。

（三）益肾通经——水泉

［穴名释义］

水，水液也。泉，水潭也。该穴名意指肾经水液在此聚集形成水潭。本穴物质为大钟传来的地部经水，在本穴聚集后如同水潭，故名。

［定位标准］

在足内侧，内踝后下方，太溪直下 1 寸，跟骨结节内侧凹陷处。

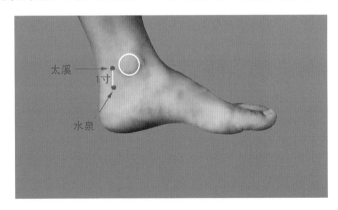

水泉

［取穴方法］

先找内踝尖与跟腱之间的中点定太溪，再用拇指同身寸法找到太溪下 1 寸即为本穴。

[穴位功效]

水泉属足少阴肾经郄穴,是肾经气血深聚之处,是治疗本经循行所过部位及所属脏腑的严重、顽固性、发作性疾病的要穴;阴经郄穴又治急性血证。因足少阴肾经经气过肾,凡涉及肾经阴精亏损,阴不治阳之虚证、急症、血证、水液病均可酌用,尤宜于调理不宜直接局部针刺的头面部和全身性疾病。补之可补肾生精、养血止血、温阳利水,泻之可行气活血、通经止痛、利尿通淋,更可上病下取,阳病治阴。

(四) 通利三焦——委阳

[穴名释义]

委,指屈意。阳,指外。穴在腘窝横纹,位于委中穴的外侧,故名委阳。

[定位标准]

在腘横纹外侧端,股二头肌腱的内侧。

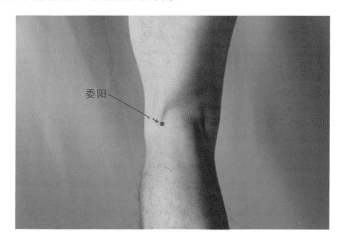

委阳

[取穴方法]

先找腘横纹,再在横纹外侧端找股二头肌腱,肌腱内侧即为本穴。

[穴位功效]

委阳属三焦之下合穴,归属足太阳膀胱经,其经脉循行腰部、下肢部。膀胱、三焦具有调节水液代谢之功,委阳能疏调膀胱腑气,有通利三焦经气、益气补阳的作用,助三焦气化而通利水道,故取委阳可治疗水液代谢失常、水道不利所致的小便不利、癃闭、腹满水肿,及膀胱失约导致的遗尿。委阳居人体下肢部腘横纹外侧,具有强健腰膝、祛风除湿、通络止痛的作用,可治疗因寒湿阻滞经脉,气血运行不畅导致的腰脊强痛、下肢挛痛等。

（五）健脾渗湿——阴陵泉

［穴名释义］

膝之内侧为阴，胫骨内侧髁高突如陵，髁下凹陷似泉。穴为足太阴脾经之合穴，属水，故谓阴陵泉。

［定位标准］

在小腿内侧，胫骨内侧髁后下方凹陷处。

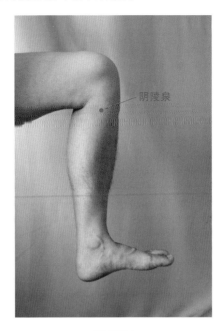

阴陵泉

［取穴方法］

取坐位，用拇指沿小腿内侧骨内缘（胫骨内侧）由下往上推，至拇指抵膝关节下时，胫骨向内上弯曲的凹陷即为本穴。

［穴位功效］

阴陵泉有清利湿热、健脾理气、消肿、益肾调经、通经活络、温运中焦、清利下焦的作用。主治脾、肾经病，凡由中焦虚寒、下焦湿热所致的疾病多选用此穴施治。此穴为足太阴脾经五输穴之合穴，五行属水，应于肾，因此具有健脾理气、利湿消肿的作用，取其有消源导流利水之妙，可用于治疗腹胀、食欲不振、飧泄、水肿、黄疸等。遗精、遗尿、小便失禁或由于肾虚精关不固，膀胱失于约束，或由于气虚下陷，气不摄精所致的疾病，亦可取阴陵泉健脾益气、补肾固摄而治之。阴陵泉位于膝关节部，可用于治疗膝痛、阴茎痛、妇人阴痛等。

二、祛湿穴

　　湿气在，百病害！中医讲"湿重如裹"，意即湿重是一种被包裹着、动不了的感觉。湿气重的几个表现为全身乏力、恶心、食欲差，大便稀薄不成形，皮肤经常起湿疹，双腿经常水肿，小腿肚子发酸，女性白带清稀量大，头发油、脸上油、腹部凸出，免疫力下降等。"千寒易除，一湿难祛"，除湿气不是一朝一夕的事，平时坚持按揉身上这4个"排湿穴"，可以逐步把体内湿气排出去。祛湿穴的代表穴有丰隆、复溜、曲泉、蠡沟等。

（一）化痰祛湿——丰隆

［穴名释义］

　　丰隆是足阳明胃经的络穴。丰即丰满，隆指突起，足阳明胃经多气多血，气血在本穴会聚而隆起，肉渐丰厚，故名之。

［定位标准］

　　在小腿外侧，外膝眼（犊鼻）下8寸。

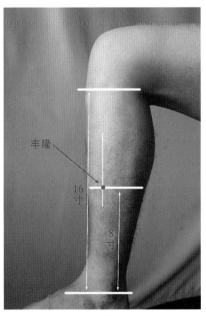

丰隆

［取穴方法］

　　取仰卧位或正坐垂足位，外踝最高处与外膝眼连线的中点，距胫骨前缘2横指处即为本穴。

[穴位功效]

丰隆首载于《灵枢·经脉》篇,具有调和胃气、祛湿化痰、通经活络、补益气血、醒脑安神等功效,被古今医家公认为治痰之要穴。痰是水液代谢障碍所产生的病理产物,也是致病的因素之一。痰的产生主要与肺、脾、肾三脏关系密切。首先责之于脾,故有"脾为生痰之源""脾无留湿不生痰"之说。因为丰隆是足阳明胃经之络穴,别走于足太阴脾经,故可治脾胃二经疾病。而百病皆由痰作祟,所以凡与痰有关的疾病都可取丰隆治疗。

艾灸或按摩丰隆可以祛湿化痰。丰隆,象声词,指轰隆打雷,通过艾灸或按摩可以将脾胃浊湿如同打雷下雨一样排出去。

(二)利水祛湿——复溜

[穴名释义]

复,再也。溜,悄悄地散失也。复溜穴名意指肾经的水湿之气在此再次吸热蒸发上行。本穴为照海传输来的寒湿之气,上行至本穴后因其再次吸收天部之热而蒸升,气血的散失如溜走一般。

[定位标准]

在小腿内侧,太溪直上2寸。

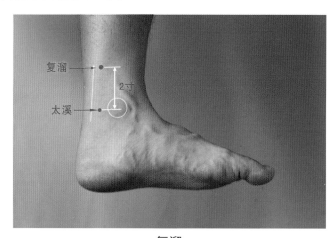

复溜

[取穴方法]

内踝尖与跟腱后缘之间向上约3横指处即为本穴。

[穴位功效]

复溜的功效是补肾滋阴、利水消肿,改善肾功能,解除肾功能不全所产生的各种症状,肾功能不全会造成人体水液代谢障碍,而复溜专门治疗水液代谢障碍。

水液代谢障碍会出现水肿、腹胀，复溜可以让停留下来的水又重新流动起来。当人体内有瘀血时，尿液、汗液和痰湿会停留在体内。当人体的某一部分出现肿胀，如膝盖肿大，就跟复溜有关系。因为肿的意思就是有水液在那里停滞不流，刺激复溜能让水液重新循环起来，所以能达到利水消肿的效果。

（三）清热祛湿——曲泉

［穴名释义］

曲，隐秘也。泉，泉水也。该穴名意指肝经的水湿云气在此聚集。本穴为膝关传来的水湿之气，至本穴后为聚集之状，大量的水湿如隐藏于天部之中，故名曲泉。

［定位标准］

在膝部，腘横纹内侧端，半腱肌腱内缘凹陷中。

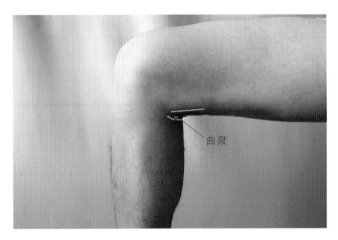

曲泉

［取穴方法］

屈膝，膝内侧横纹头上方，半腱肌、半膜肌止端的前缘凹陷处即为本穴。

［穴位功效］

曲代表肝的意思，泉指水，肾主水，水代表肾，因此曲泉是沟通肝肾的要穴，可治疗肝肾阴虚。同时曲泉又是祛湿热的要穴。曲泉可以调节体液，当发生腹泻、排尿困难、排尿疼痛、尿频时，可按压曲泉以缓解症状。此外，对于足部疼痛、胫骨痛或其他与血液循环有关的症状，如月经不调、经血量异常等，都可对本穴进行刺激。所以艾灸或按揉曲泉，既能清热祛湿，还能疏肝理气、调经止带。

（四）祛湿调经——蠡沟

［穴名释义］

蠡，瓠瓢也，此指穴内物质如瓠瓢浮于水中飘浮不定之状。沟，沟渠也，此指穴内物质运行循一定的道路。该穴名意指三阴交传来的温湿水气由本穴别走足少阳胆经。本穴物质为三阴交分配而来的温湿水气,因其性温,既无上升之力,又无沉降之能,温湿水气在天部层次如漂浮不定之状,但由于其温度及所处的天部层次与胆经相近,因此,温湿水气分别飘行于肝胆二经,故名蠡沟。

［定位标准］

小腿内侧,足内踝尖上 5 寸,胫骨内侧面的中央。

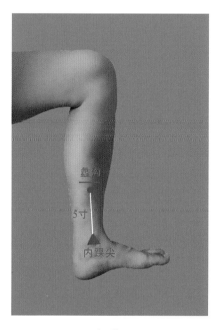

蠡沟

［取穴方法］

取正坐位或仰卧位,先在内踝尖上 5 寸的胫骨内侧面上作一水平线,与胫骨内侧面的后中 1/3 交点处取穴。

［穴位功效］

《灵枢·经脉》载:足厥阴之别,名曰蠡沟,去内踝五寸,别走少阳;其别者,径胫上睾结于茎;其病气逆则睾肿卒疝,实则挺长,虚则暴痒,取之所别也。中医认为,肝藏血,为风木之脏。蠡沟为肝经合穴、络穴,五行属水,是母穴,具有疏肝理气、清热利湿、调经止带、消肿止痒的功效和较强的通经活络作用。因此刺激蠡沟既可以疏肝解郁、清热祛湿止痒,又可以养血益阴、润燥止痒,其治病范围较广,能够辅助治疗月经不调、阴痛、阴挺、阴痒、女子疝瘕等多种妇科疾病,是临床上治阴痒症的经验效穴。

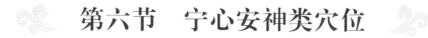

第六节 宁心安神类穴位

《内经》曰：怵惕思虑者则伤神。常言道，七情过度会伤神。大凡养生，应形神兼养。而宁心安神类穴位多属手少阴心经、手厥阴心包经，主要用于治疗心悸怔忡、心神不宁、烦躁易怒、失眠多梦、癫狂痫等症。宁心安神类穴位主要包括神门、大陵、神庭、神堂、神道、内关、巨阙、安眠等。

（一）安神开郁——神门

[穴名释义]

神门，意指出入之处为门，位于少府之下，以示心气出入之门户。针刺可开心气、散郁结故名，为手少阴心经之输穴、原穴。

[定位标准]

在腕前区，腕掌侧远端横纹尺侧端，尺侧腕屈肌腱的桡侧凹陷处。

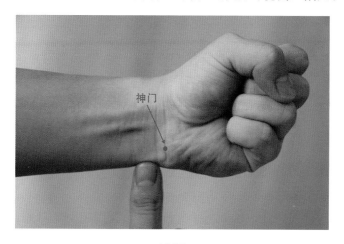

神门

[取穴方法]

取穴时，握空拳，稍弯曲手腕，腕横纹与小指侧手腕关节处硬筋的交会处即为本穴。

[穴位功效]

神门为手少阴心经之输穴、原穴。"心者，五脏六腑之大主也，精神之所舍也。"心藏神，即指心主导精神意识、思维等高级中枢活动，并调控其他脏腑的生理活动，故心功能失常会出现一系列与精神异常有关的表现，如失眠、心烦、心悸、痴呆、健忘、癫狂痫、自主神经功能紊乱等。针刺神门可调理心经气血，使心气充沛、心血充盈，全身血脉通畅，营卫调和，心神得养，具有宁心安神、开郁散结之效。入睡前可按摩神门,以中指给予点按刺激,以有轻微酸胀感为宜,可帮助入眠,调节自主神经,补益心气、安定心神。

（二）除烦安神——大陵

［穴名释义］

大,高大也;陵,隆起也,或者可解释为高起的小山丘。该穴的位置又刚好在手掌中点的隆起处,在手掌根部的阜部突起位置,样似丘陵,因此将该穴称为大陵。

［定位标准］

在腕掌横纹的中点处,掌长肌腱与桡侧腕屈肌腱之间。

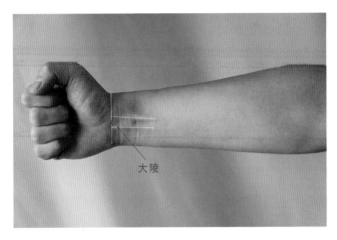

大陵

［取穴方法］

仰掌,微屈腕关节,在掌后第一横纹上,出现的两筋之间的凹陷即为本穴。

［穴位功效］

大陵是手厥阴心包经的原穴、输穴。心包与心关系密切,神志疾病病位在心。心包为心之外围,代心受邪。精神异常之症,多由邪所致,邪犯心,首先侵犯心包络。取心包经之穴,可祛邪外出,直中病所。大陵为手厥阴心包经之原穴,故在治疗心经疾病时,取此穴能达清心除烦之功,奏镇静安神之效,正如《玉龙歌》所载:大陵穴内人中泻,心得清凉气自平。大陵除了可以治疗失眠、躁狂等神志疾病外,作为输穴,可治疗痛症,尤其是手腕部疼痛。当手腕部疼痛时,可用左手拇指指尖按压右手大陵,垂直用力,向下按压,按而揉之,然后屈伸活动右手腕关节,以产生酸、麻、胀、痛、热和走窜等感觉为宜,持续20～30秒后,逐渐放松,再轻揉局部,如此反复操作,左右手交替进行,每次每侧穴按压5～10分钟,每日1～2次。

（三）祛风安神——神庭

［穴名释义］

神庭属督脉与阳明脉之交会穴。神乃天部之气也；庭者，院庭也，聚散之所也，神庭乃人体一身之神的居所，故曰"脑为元神之府"，神庭正是元神之府。

［定位标准］

在头部，前发际线正中直上 0.5 寸。

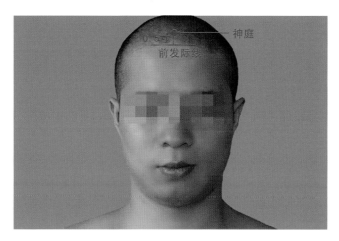

神庭

［取穴方法］

正坐或仰靠，在头部前发际线正中直上约半横指处取穴。

［穴位功效］

神庭的主要作用为清头散风、镇静安神。主要用于治疗头面五官及神志疾病等，主治头痛、眩晕、惊悸、失眠、鼻渊、癫痫等。神庭为督脉经气所发，是足太阳膀胱经与督脉的交会穴，具有调神、醒脑、开窍等功效，凡外邪侵袭、清窍不通、困扰神明所导致的疾病，均可取此穴，意在通阳祛邪、安神定志。如果感冒时出现头脑昏沉或者头痛，可用拇指指腹按揉神庭，力度稍微重些，每次 5 分钟，每日 2 次。

（四）理气安神——神堂

［穴名释义］

神指神灵，堂即殿堂，心藏神，神指心，此穴与心俞平，如心神所居之殿堂，故名神堂，是治心病的重要腧穴。

［定位标准］

在脊柱区，第 5 胸椎棘突下，旁开 3 寸。

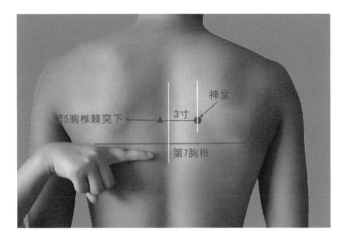

神堂

[取穴方法]

肩胛骨下角水平连线与脊柱相交的椎体处,往上推 2 个椎体,其下缘水平线与肩胛骨脊柱缘的垂直线交点即是神堂。

[穴位功效]

心室的阳热之气通过神堂循膀胱经上传,因此,神堂具有外散心室之热、宽胸理气、宁心安神的作用。神堂配内关、神门,有宁心神、调心气的作用,主治神经衰弱、精神分裂症等。神堂还可用于治疗运动系统和呼吸系统疾病,主治胸背、心肺等疾病,如背肌痉挛、肩臂疼痛、咳嗽、气喘、心痛、心悸等。

(五)清热宁神——神道

[穴名释义]

神道,别名冲道,属督脉。神即心神,道即通道,应心,心藏神,穴主神,为心气之通道,主心疾,故名神道。位于心俞旁,如同心神之通道。

[定位标准]

位于人体背部,后正中线上,第 5 胸椎棘突下凹陷中。

[取穴方法]

在平肩胛骨下角的脊椎上一节椎骨上的凹陷处。

[穴位功效]

神道为督脉经穴,督脉阳气在此循其固有通道上行,吸热后循督脉上传身柱,有壮阳益气的功效。同时神道作为心经的脏俞穴,心经的高温热气由此外输督脉,有宁心安神、清热散风的作用,主要用于治疗心神及外感病等,如心痛、惊悸、神经衰弱、癔病、小儿惊痫、瘰疬、身热汗出、咳嗽气喘、风寒汗不出、疟疾及项强背

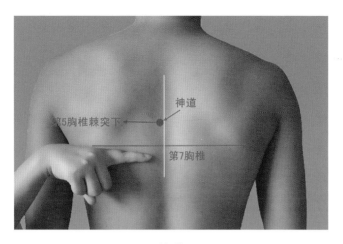

神道

痛、肋间神经痛等。神道配神门治疗健忘、惊悸;配百会治疗小儿惊风、痫证;配少海,行气清热养心,主治心悸、多梦。

(六)宁心养神——内关

[穴名释义]

内,指内面。关,指关口、冲要。内关居前臂内侧之冲要,与外关相对。

[定位标准]

在前臂前区,腕掌侧远端横纹上2寸,掌长肌腱与桡侧腕屈肌腱之间。

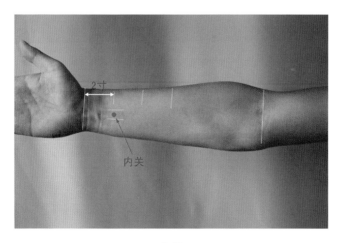

内关

[取穴方法]

前臂腕掌侧远端横纹上2寸,掌长肌腱与桡侧腕屈肌腱之间的凹陷处。

113

[穴位功效]

内关属手厥阴心包经,为本经络穴,乃八脉交会穴之一,通阴维脉,擅治与心、血脉有关的疾病。神志异常多与心有关,故亦能治疗神志疾病。艾灸或按揉内关,具有宁心养心、安神定志、疏通心脉、镇静止痛之功效,心绞痛、心律不齐、失眠、癔病、郁证等病证均可选用此穴进行治疗。

(七) 安神养血——巨阙

[穴名释义]

巨,为巨大之意。阙,指宫阙。本穴居前正中线并靠近心脏,犹如心君居所之宫阙。巨阙亦为古代剑名,胸骨形状似剑,穴当其端。

[定位标准]

在上腹部,前正中线上,胸剑结合部下2寸。

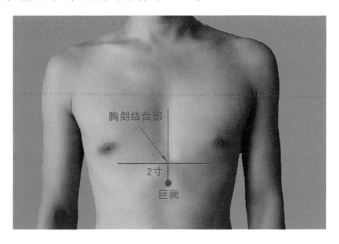

巨阙

[取穴方法]

仰卧位,在上腹部,前正中线上,胸剑结合部下2寸。

[穴位功效]

巨阙属任脉,为心之募穴,是心气结聚于胸腹部的腧穴。与心相关的病证如癫狂痫、健忘、心悸、心痛等可选用本穴进行治疗。艾灸或按揉巨阙,有安神养血、理气宽中、疏通心脉的作用。

(八) 安神定志——安眠

[穴名释义]

本穴安眠之功显著,擅治各种原因引起的失眠,故名安眠。

［定位标准］

在耳后，翳风后1寸。

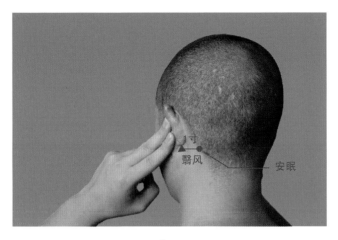

安眠

［取穴方法］

折耳向前，找到翳风，翳风往后1寸的凹陷处。

［穴位功效］

安眠属经外奇穴，治疗各种原因引起的失眠有奇效。艾灸或按揉安眠，有安神定志、改善睡眠的作用，失眠、神经衰弱、癔病、癫狂痫等可选用本穴进行治疗。

第七节 活血化瘀类穴位

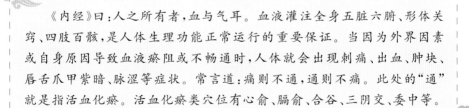

《内经》曰：人之所有者，血与气耳。血液灌注全身五脏六腑、形体关窍、四肢百骸，是人体生理功能正常运行的重要保证。当因为外界因素或自身原因导致血液瘀阻或不畅通时，人体就会出现刺痛、出血、肿块、唇舌爪甲紫暗、脉涩等症状。常言道：痛则不通，通则不痛。此处的"通"就是指活血化瘀。活血化瘀类穴位有心俞、膈俞、合谷、三阴交、委中等。

（一）活血通脉——心俞

［穴名释义］

心，心脏也。俞，有输注、转输之意。心俞为心之背俞穴，是指心气输注于背部的腧穴。

[定位标准]

在脊柱区,第 5 胸椎棘突下,后正中线旁开 1.5 寸。

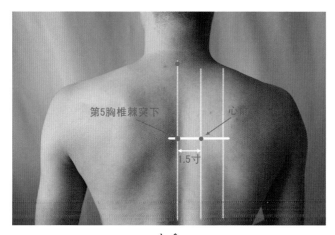

心俞

[取穴方法]

取俯卧位或正坐位,先找到两肩胛骨下缘,二者连线的中点对应第 7 胸椎,再向上数至第 5 胸椎,在第 5 胸椎棘突下,肩胛骨内侧缘线与后正中线的中点即后正中线旁开 1.5 寸处。

[穴位功效]

心俞属足太阳膀胱经,为心之背俞穴。心主血脉,能够推动心气和调控血液在脉中运行。心气充沛,则血液运行正常。心俞内应心脏,是心气输注、转输之所,艾灸或按揉心俞,具有活血通脉、益气养心之功效。

(二)活血养血——膈俞

[穴名释义]

膈,指横膈,位于心之下、脾之上。俞,有输注、转输之意。膈俞意指横膈之气输注于此,本穴内应横膈,且横膈自此系于背,又主横膈之病,故名。

[定位标准]

在脊柱区,第 7 胸椎棘突下,后正中线旁开 1.5 寸。

[取穴方法]

取俯卧位或正坐位,先找到两肩胛骨下缘,二者连线的中点对应第 7 胸椎,在第 7 胸椎棘突下,肩胛骨内侧缘线与后正中线的中点即后正中线旁开 1.5 寸处。

[穴位功效]

膈俞属足太阳膀胱经,乃八会穴之血会,诸血证均可选用。艾灸或按揉膈俞,有活血养血、化瘀通脉的功效。

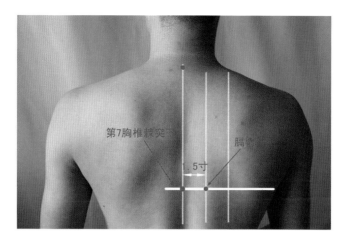

膈俞

（三）行气活血——合谷

[穴名释义]

合，汇聚、交于之意。谷，两山之间的空隙也，古谓"肉之大会为谷"。本穴位于食指与拇指间的凹陷中，又有间谷（二间）、小谷（三间）来交会，故名合谷。

[定位标准]

在手背，第 1、2 掌骨间，第 2 掌骨桡侧的中点处。

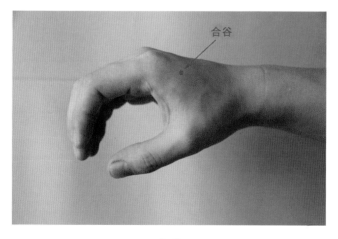

合谷

[取穴方法]

拇指、食指两指张开，将另一手的拇指指骨关节横纹，放于拇指和食指间的指蹼缘上，拇指指尖下的凹陷处即为本穴。

［穴位功效］

合谷属手阳明大肠经，为本经原穴。穴居虎口，为人身气血之大关。手阳明大肠经是多气多血之经，本穴为手阳明大肠经之原穴，又位于关口，擅调人体气机，调气以达活血之效，故艾灸或按揉合谷，具有行气活血、通络止痛的作用。

（四）活血调经——三阴交

［穴名释义］

三阴，足三阴经也。交，交会也。本穴为足三阴经（足厥阴肝经、足太阴脾经、足少阴肾经）的交会穴，故名三阴交。

［定位标准］

在小腿内侧，内踝尖上 3 寸，胫骨内侧缘后际。

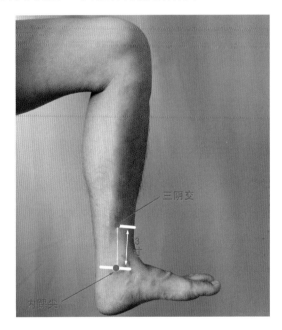

三阴交

［取穴方法］

在小腿内侧，内踝尖上 3 寸（可用"一夫法"），胫骨内侧缘后际凹陷处。

［穴位功效］

三阴交属足太阴脾经，为足厥阴肝经、足太阴脾经、足少阴肾经的交会穴，可调补肝、脾、肾三经的气血。艾灸或按揉三阴交，有调补肝脾肾、活血调经的功效，适用于月经不调、痛经、更年期综合征等妇科疾病，腹胀、腹泻、便秘等脾胃肠疾病及遗精、遗尿等生殖泌尿系统疾病。

（五）活血通络——委中

[穴名释义]

委，委曲之意。中，指正中、中间。本穴位于膝后腘窝正中、委曲之处，故名。

[定位标准]

在膝后区，腘横纹中点。

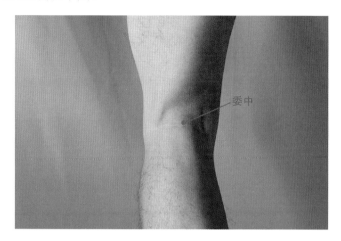

委中

[取穴方法]

膝后区，腘横纹中点凹陷处。

[穴位功效]

委中穴属足太阳膀胱经，为本经合穴，膀胱下合穴。艾灸或按揉委中，有活血通络、化瘀止痛之功效，适用于腰背痛、腰腿痛、下肢痿痹等病证。

第八节　祛风类穴位

风从外来者，名外风，风为阳邪，乃百病之长，是最常见也最容易冒犯人体的淫邪之气。风邪侵袭人体，留着于肌表、经络、肌肉、骨节等，就会出现头痛、恶风、肌肤瘙痒、肢体麻木、关节屈伸不利或口眼㖞斜甚至角弓反张等症状。风从内生者为内风，是指由脏腑功能失调所致的疾病，多表现为眩晕、震颤、四肢抽搐、半身不遂或突然昏倒、不省人事等症状。外风宜疏散、内风宜平息，故祛风当分辨祛内风和祛外风。

一、祛外风

外感风邪常表现为皮肤瘙痒、痒无定处，或风邪阻滞经脉导致肌肤麻木不仁等。祛外风的代表穴有太阳、翳风、曲池、合谷、大椎、风门、风市。

（一）疏风通络——太阳

［穴名释义］

古文中"太"即是大的意思，"太阳"是指阳气最盛，为全身阳气汇聚之地，也是地部经水上行化作经气的地方。

［定位标准］

在头部，眉梢与目外眦之间，向后约1横指的凹陷中。

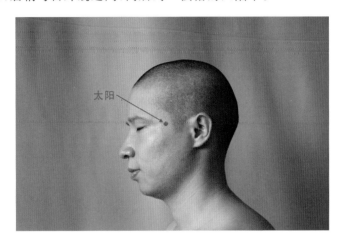

太阳

［取穴方法］

正坐或仰卧位，目外眦与眉梢连线向后约1横指，可触及一凹陷，即为此穴。

［穴位功效］

疏风泻热，通络止痛。太阳是治疗头部所有疾病的主穴，还可用来治疗热性急性病等。

（二）祛风行气——翳风

［穴名释义］

该穴在耳后陷中，四周隆起，平近风池，能治风证，犹云耳后遮蔽处之风穴，故名翳风。翳，遮蔽之意。气动为风，该穴可开气闭之郁。

［定位标准］

在颈部，耳垂后方，乳突下端前方凹陷中。

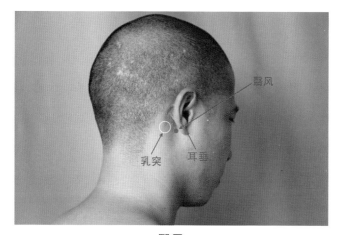

翳风

[取穴方法]

正坐或侧伏坐位，将耳垂向后按，正对耳垂的边缘，按压有凹陷处。

[穴位功效]

翳风具有疏风降逆、行气开窍的功效。

(三)疏风泄热——曲池

[穴名释义]

因位于肘骨屈角内缘凹陷中，故名曲池。

[定位标准]

在肘区，屈肘成直角，在肘横纹外侧端与肱骨外上髁连线中点处。

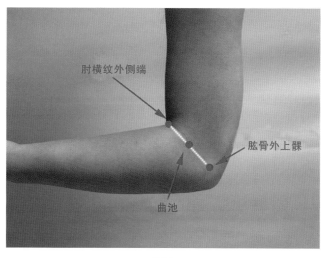

曲池

[取穴方法]

坐位,屈肘成直角,在肘横纹外侧端与肱骨外上髁连线的中点处即为此穴。

[穴位功效]

曲池是手阳明大肠经的合穴,治外风特别是周身肌肤之风邪,具有疏风解表、调和气血、祛热邪、止痒等功效。

(四)疏风止痛——合谷

[穴名释义]

合谷位于第1、2掌骨之间,平第2掌骨中点,比喻自然界两山峰之间,平第2山峰中点,是风邪较盛、气候凉爽、空气新鲜之处,具有祛风清热、开窍的作用。

[定位标准]

在手背,第1、2掌骨间,第2掌骨桡侧的中点处。

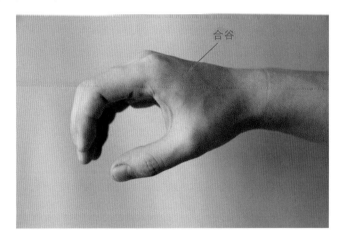

合谷

[取穴方法]

拇指、食指两指张开,以一手的拇指指骨关节横纹,放在另一手拇指和食指之间的指蹼缘上,拇指指尖下的凹陷处即为此穴。

[穴位功效]

"面口合谷收",因此合谷善祛上半身之风,特别是头顶口面部之风,适用于风热感冒、头疼、牙痛及上肢部疼痛等。

(五)熄风解表——大椎

[穴名释义]

第7颈椎是颈部椎骨最大者,该穴在此椎骨之下,故名大椎。

[定位标准]

在脊柱区，第7颈椎棘突下凹陷中，后正中线上。

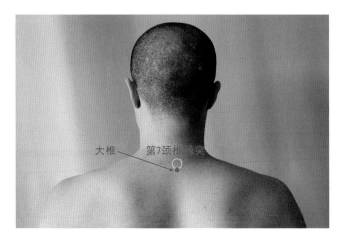

大椎

[取穴方法]

坐位，低头，颈背部交界处椎骨最突出点，并能随颈部左右摆动而转动，此为第7颈椎，其棘突下凹陷处即为该穴。

[穴位功效]

大椎在督脉上，为"三阳、督脉之会"，具有清热解表、熄风止痉、温通阳气的作用。

（六）祛风固表——风门

[穴名释义]

风门即风邪出入之门户，善治风邪。本穴位于肩背部、风邪易袭之处，内应于肺。

[定位标准]

在脊柱区，第2胸椎棘突下，后正中线旁开1.5寸。

[取穴方法]

坐位低头，先确定大椎的位置，然后向下取两个椎骨，该处为第2胸椎，其棘突下凹陷旁开2横指处即为该穴。

[穴位功效]

风门为督脉、足太阳膀胱经的交会穴，可益气固表，祛风解表，宣肺止咳。可治疗呼吸系统疾病以及热性病证等。

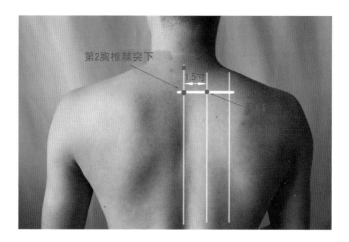

风门

(七)诸风要穴——风市

[穴名释义]

本穴为治诸风之要穴,犹如治疗诸风之市集也,故名风市。

[定位标准]

在股部,髌底上7寸。直立垂手,掌心贴于大腿时,中指尖所指凹陷中,髂胫束后缘。

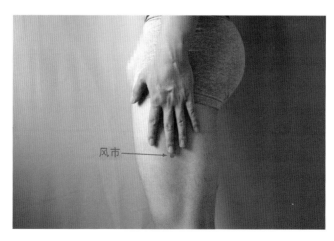

风市

[取穴方法]

直立时,两手自然下垂,中指尖下按压有酸胀感处,即为该穴。

［穴位功效］

风市可祛风湿、通经络、调气血，主治中风半身不遂、下肢痿痹、麻木、遍身瘙痒等。

二、祛内风

内风多由肝风内动或血虚生风等引起，常表现为肝阳上亢、眩晕等。祛内风的代表穴有肝俞、肾俞、风门、风府、期门。

（一）疏风祛黄——肝俞

［穴名释义］

肝在膈下，本穴内应肝脏而为之俞，故名肝俞。

［定位标准］

在脊柱区，第9胸椎棘突下，后正中线旁开1.5寸。

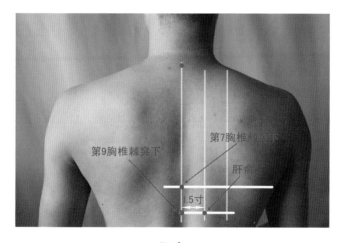

肝俞

［取穴方法］

两肩胛骨连线与脊柱相交点为第7胸椎，下推两个胸椎为第9胸椎，其棘突下旁开2横指，即为本穴。

［穴位功效］

肝俞具有疏风解痉、明目、祛黄等功效。主治肝脏疾病、胁痛、癫狂痫、目赤肿痛等。

（二）滋阴熄风——肾俞

［穴名释义］

本穴内应肾脏而为之俞，故名肾俞。肾脏的寒湿之气由此外输膀胱经。

[定位标准]

在脊柱区,第 2 腰椎棘突下,后正中线旁开 1.5 寸。

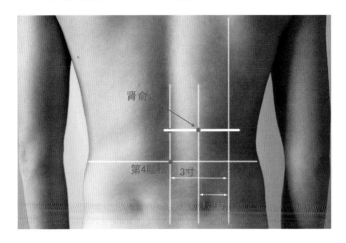

肾俞

[取穴方法]

与肚脐相对应为第 2 腰椎棘突,其下旁开 2 横指即为本穴。

[穴位功效]

益肾精,强腰骨,壮元阳,滋水涵木,主治各类虚性病证等。

(三) 益气祛风——风门

[穴名释义]

风门即风邪出入之门户,善治风邪。本穴位于肩背部,风邪易袭之处,内应于肺。

[定位标准]

在脊柱区,第 2 胸椎棘突下,后正中线旁开 1.5 寸。

[取穴方法]

坐位低头,先确定大椎的位置,然后向下推两个椎骨,该处为第 2 胸椎,其棘突下凹陷处旁开 2 横指,即为本穴。

[穴位功效]

风门为督脉、足太阳膀胱经的交会穴,可益气固表,祛风解表,宣肺止咳,可治疗呼吸系统疾病及热性病证等。

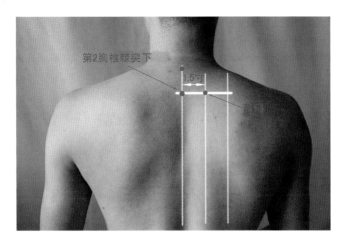

第2胸椎棘突下

1.5寸

风门

(四) 通络熄风——风府

[穴名释义]

《灵枢·岁露论》云:风府无常,卫气之所应,必开其腠理,气所舍节,则其府也。本穴犹如统领风穴之府衙,也为风邪内传之门户。

[定位标准]

在颈后区,枕外隆凸直下,两侧斜方肌上端之间的凹陷中。

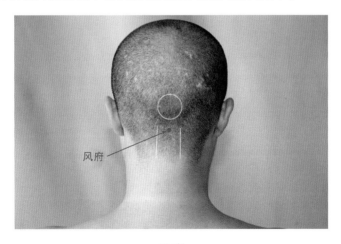

风府

风府

[取穴方法]

低头,在后枕部可摸到突出的隆起,沿斜方肌往上推及该隆凸下可触及一凹陷,即为本穴。

［穴位功效］

风府为督脉和阳维脉的交会穴,具有疏风通络、熄风开窍之功效,主治癫狂痫、癔病、中风不语等。

（五）疏肝熄风——期门

［穴名释义］

期,时也,会也;门,开也,通也。期门为治疗血证之要穴,血证以月经为最,月信有期,故名期门。

［定位标准］

在胸部,第6肋间隙,前正中线旁开4寸。

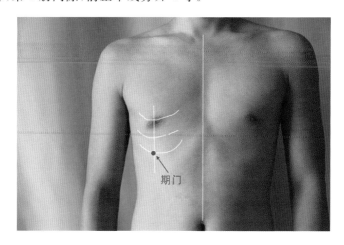

期门

［取穴方法］

自乳头垂直向下摸2个肋间隙,按压有酸胀感,即为本穴。

［穴位功效］

期门为肝经募穴,具有疏肝健脾、理气活血之效,"治风先治血,血行风自灭",可有效治疗血证从而达到治风的目的。

第九节 疏通类穴位

《内经》曰:不通则痛。无论为气机不通,或气血壅塞、血瘀气阻,皆需疏通为主。此时在穴位的选择上当以具有疏通功能的穴位为主,可有疏通局部经脉的,也有疏通全身气机的。疏通经脉类的包括有肩颈部、手肘部、膝踝部和其他部位,此外还有疏通气机类的,包括疏肝解郁、通调月经、通利大便、通利小便。

一、肩颈部

人体肩颈部气血若不通，则会出现肩臂部疼痛、麻木，肩周炎、手臂挛急，甚则上肢痿痹不用等，因此肩颈部气血的及时疏通很有必要，疏通肩颈部的穴位主要有肩髃、肩髎、肩井、天宗。

（一）疏肩通络——肩髃

［穴名释义］

髃，髃骨，为肩端之骨。此穴在肩端部肩峰与肱骨大结节之间，故名肩髃。

［定位标准］

在三角肌区，肩峰外侧缘前端与肱骨大结节两骨间凹陷中。

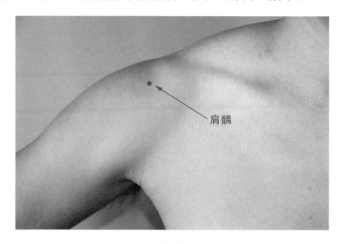

肩髃

［取穴方法］

屈臂外展，肩峰外侧缘呈现前后两个凹陷，前下方的凹陷即为本穴。

［穴位功效］

肩髃属手阳明大肠经，乃大肠经、小肠经、三焦经、阳跷脉之交会穴。位于肩部，经脉不通则痛，肩髃可有疏通肩部经络和治疗肩臂挛痛、上肢不遂、手臂挛急、肩周炎的作用，还可治疗瘾疹、瘰疬等。

（二）疏肩止痛——肩髎

［穴名释义］

髎，孔隙的意思。该穴名意指三焦经经气在此穴位化雨冷降归于地部。天部阳气到本穴后，因散热吸湿化为寒湿的水湿云气，水湿云气冷降后归于地部，冷降的雨滴就像从孔隙中漏落一样，故名肩髎。

[定位标准]

在三角肌区,肩峰角与肱骨大结节两骨间的凹陷中。

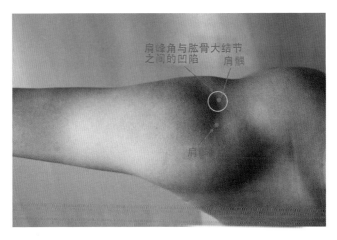

肩髎

[取穴方法]

当臂外展时,肩峰外侧缘呈现前后两个凹陷,后下方的凹陷即为本穴。

[穴位功效]

肩髎属手少阳三焦经,位于肩部,当肩部经脉痹阻时,肩臂疼痛。肩髎能疏通肩部经脉,有治疗肩臂挛痛不遂的作用。

(三) 疏肩降气——肩井

[穴名释义]

井,井口,乃地之孔隙也。胆经上部经脉上行而至的地部经水,流至本穴再流入地之地部,故名肩井,此井为经水之井。

[定位标准]

在肩胛区,第7颈椎棘突与肩峰最外侧点连线的中点。

[取穴方法]

找到颈后第7颈椎棘突和肩峰最外侧点,两点作一连线,中点即为此穴。

[穴位功效]

肩井属足少阳胆经,乃胆经、三焦经、阳维脉之交会穴。位于肩后部,可治疗颈项强痛、肩背疼痛、上肢不遂;为"经水之井",故能治疗乳汁不足、乳痈、难产、胞衣不下;为胆经疏通穴位,遂可治疗气机上逆引起的头痛、眩晕等,还可以治疗瘰疬。

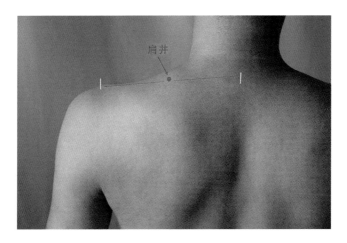

肩井

（四）舒肩通乳——天宗

［穴名释义］

天，指上部；宗，指本，含有中心的意思，天宗位于后背上部肩胛冈中点与肩胛骨下角的连线上。

［定位标准］

在肩胛区，肩胛冈中点与肩胛骨下角连线上 1/3 与下 2/3 交点凹陷中。

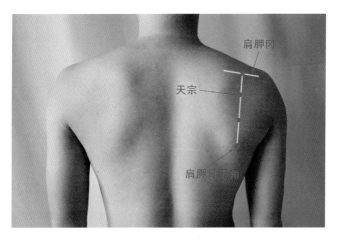

天宗

［取穴方法］

找到肩胛骨的正中，冈下窝中央凹陷处，与第 4 胸椎相平。

［穴位功效］

天宗属手太阳小肠经，位于肩后部，可治疗肩胛疼痛、肩臂痛；因肩胛骨前为肺，故可治咳嗽、气喘；天宗有舒经活络、理气消肿的作用，治疗乳痈、乳癖效果好。

二、手肘部

手肘部气血若不通，则会出现腕痛、手肘痛等上肢部经脉不通之症，手三阴经从胸走手，手三阳经从手走头，因此手部经脉不通，多影响胸部脏腑及头部，出现头痛眩晕、耳鸣耳聋等，疏通手肘部的代表穴有阳溪、阳池、手三里、曲池。

（一）疏络止痛——阳溪

［穴名释义］

手背为阳，筋骨间的凹陷处类似山溪。穴位在二骨（桡骨、髁骨）与二筋（拇短伸肌腱与拇长伸肌腱）之间的凹陷处，又当阳位，故名阳溪。

［定位标准］

在腕区，腕背侧远端横纹桡侧，桡骨茎突远端，手拇指向上翘起时，当拇短伸肌腱与拇长伸肌腱之间的凹陷中。

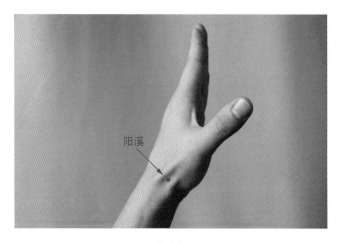

阳溪

［取穴方法］

手的大拇指向上翘起时，拇短伸肌腱与拇长伸肌腱之间的凹陷中。

［穴位功效］

阳溪属手阳明大肠经，乃大肠经之经穴。位于腕部，故可治疗手腕痛；又手阳明大肠经入下齿中，可治疗齿痛；其经别上循喉咙，故可治疗咽喉肿痛；其络脉入耳合于宗脉，故可治疗耳鸣、耳聋；其经筋络头，故可治头痛等。

(二)疏络泄热——阳池

[穴名释义]

在腕关节阳侧正中凹陷中,是手少阳三焦经阳气汇聚之处,具有疏通三焦、泄热之功效。

[定位标准]

在腕后区,腕背侧远端横纹上,指伸肌腱的尺侧缘凹陷中。

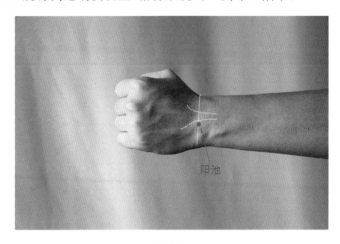

阳池

[取穴方法]

在手背部,指伸肌腱的尺侧缘凹陷中。

[穴位功效]

阳池属手少阳三焦经,乃三焦经原穴。可治疗腕痛、肩臂痛;因手少阳三焦经其支者从耳后入耳中,至目外眦,故可治疗耳鸣、耳聋、目赤肿痛;三焦经上出缺盆,上项,故可治疗喉痹;三焦经主气所生病者,故可治疗汗出、消渴、口干等。

(三)疏经利腑——手三里

[穴名释义]

里,可作寸解。手三里即在肘端(肱骨外上髁)下3寸处,故名。

[定位标准]

在前臂,肘横纹下2寸,阳溪与曲池连线上。

[取穴方法]

位于手阳明大肠经上,肘横纹下2寸。

[穴位功效]

手三里属手阳明大肠经,可治疗手臂无力、疼痛、上肢瘫痪、麻木;又隶属于大

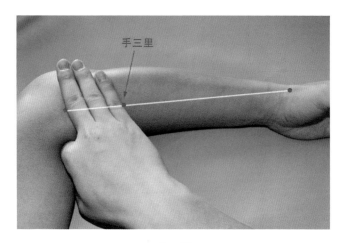

手三里

肠经,故可治疗腹痛、腹泻;大肠经入下齿中,还出挟口,可治疗齿痛、颊肿等。

(四) 疏络解表——曲池

[穴名释义]

此穴为手阳明之合穴,脉气流注此穴时,似水注入池中;又取穴时,屈曲其肘,肘横纹头有凹陷,形似浅池,故名。

[定位标准]

在肘区,屈肘成直角,在肘横纹外侧端与肱骨外上髁连线中点处。

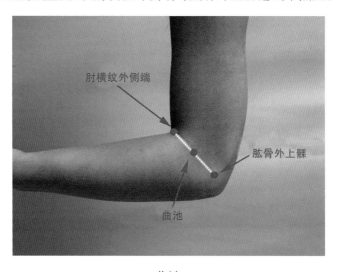

曲池

[取穴方法]

屈肘成直角，在肘横纹外侧端与肱骨外上髁连线的中点处。

[穴位功效]

曲池属手阳明大肠经，乃大肠经合穴。可治疗手臂痹痛、上肢不遂、热病、头痛、眩晕、癫狂；位于大肠经上，故可治疗腹痛、吐泻、痢疾；还可治疗咽喉肿痛、齿痛、目赤痛、瘾疹、湿疹、瘰疬。

三、膝踝部

膝踝部气血不通多半由跌倒、受凉、湿阻等因素造成，除了治疗疏通外，应注意保暖保养，尤其是老年人，常言"老寒腿"即为保养不当受寒湿而来。疏通膝踝部的代表穴有犊鼻、阳陵泉、委中、申脉、丘墟。膝踝部遭遇寒邪、阴邪侵袭较多，因此常多用灸法。

（一）疏络利膝——犊鼻

[穴名释义]

犊鼻，指的是古代的一种服饰，亦作"犊裈（kūn）"，即短裤，形如犊鼻，故名。

[定位标准]

在膝前区，髌韧带外侧凹陷中。

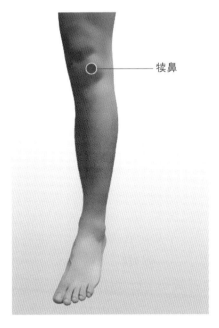

犊鼻

[取穴方法]

屈膝或取半坐卧位,膝关节髌韧带的外侧凹陷中,也称之为外膝眼。

[穴位功效]

犊鼻经属足阳明胃经,位于膝部,可治疗膝痛、屈伸不利和下肢麻木、疼痛。

（二）疏络通气——阳陵泉

[穴名释义]

胆属阳经,膝的外侧属阳,腓骨小头部似陵,陵前下方凹陷处深似泉,故名阳陵泉,又名筋会、阳陵、阳之陵泉。

[定位标准]

在小腿外侧,腓骨头前下方的凹陷中。

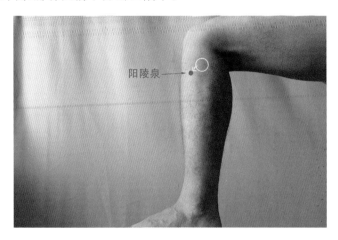

阳陵泉

[取穴方法]

在小腿外侧部,腓骨头前下方的凹陷中即为此穴。

[穴位功效]

阳陵泉属足少阳胆经,乃胆经合穴,下合穴,为筋会。因位于小腿外侧部,故可治疗下肢痿痹、膝髌肿痛、脚气;位于胆经,故可治疗气机不利导致的黄疸、口苦、呕吐、胁肋疼痛,还可治疗小儿惊风;胆经往上经过肩部,故可治疗肩痛等。

（三）通络利腰——委中

[穴名释义]

中,指穴内气血所在为天人地三部的中部。该穴名意指膀胱经的湿热水气在此聚集,故名委中。

［定位标准］

在膝后区，腘横纹中点。

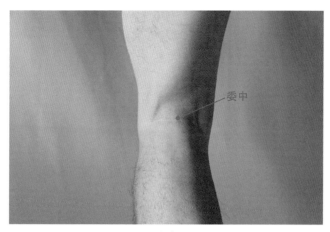

委中

［取穴方法］

在膝后区，找到腘横纹中点即为此穴。

［穴位功效］

委中属足太阳膀胱经，乃膀胱经合穴，下合穴。因位于膝后区，故可治疗下肢痿痹、下肢不遂、腘挛急；又膀胱经行经腰部，络于肾，为腰痛常用穴，可治疗小便不利、遗尿、腹痛、吐泻；还可治疗膀胱经主筋所生病者，如丹毒、瘾疹、皮肤瘙痒、疔疮。

（四）疏络安神——申脉

［穴名释义］

申，八卦中属金也，指穴内为肺金特性的凉湿之气。脉，脉气也。该穴名意指膀胱经的气血在此变为凉湿之性。

［定位标准］

在踝区，外踝尖直下方的凹陷中。

［取穴方法］

在外踝尖直下方的凹陷中。

［穴位功效］

申脉属足太阳膀胱经，乃八脉交会穴，通于阳跷脉，为膀胱经、阳跷脉之交会穴。可治疗腰腿痛、项强脊痛、足外翻；因膀胱经通于巅顶，故可治疗头痛、眩晕、癫狂；通于阳跷脉，故可治疗失眠、嗜卧；膀胱经起于目内眦，故可治疗目赤痛、眼睑下垂等。

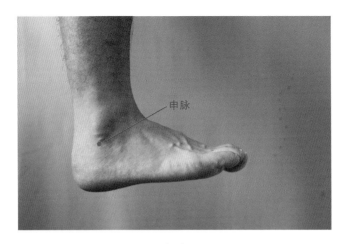

申脉

（五）通络止痛——丘墟

［穴名释义］

意指在胆经的风气作用下,地部的脾土为空虚之状,只有皮骨而无脾土(肌肉),故名丘墟。

［定位标准］

在踝区,外踝的前下方,趾长伸肌腱的外侧凹陷中。

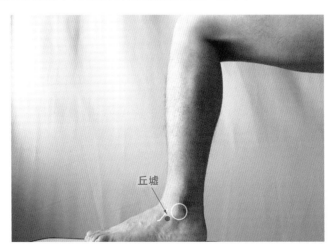

丘墟

［取穴方法］

在外踝的前下方,趾长伸肌腱的外侧凹陷中。

[穴位功效]

丘墟属足少阳胆经,可治疗下肢痿痹、外踝肿痛、脚气;位于胆经,故可治疗气机不利、胁肋胀痛,还可治疟疾。

四、其他部位

人体本身是一个整体,局部的经络不通慢慢累积,则会发展为全身性的经络不通,不仅是肩颈部、手肘部、膝踝部,其他部位也需要及时疏通,其他部位的穴位包括阴郄、梁丘、颊车、下关等。

（一）疏络治心——阴郄

[穴名释义]

阴,水也。郄,空隙也。阴郄意指心经经水由本穴回流心经的体内经脉。

[定位标准]

在前臂前区,腕掌侧远端横纹上0.5寸,尺侧腕屈肌腱的桡侧缘。

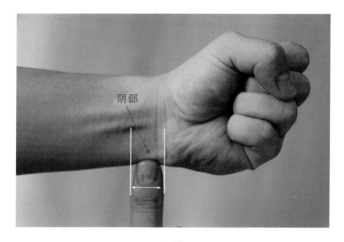

阴郄

[取穴方法]

在前臂前区,腕掌侧远端横纹上0.5寸,尺侧腕屈肌腱的桡侧缘。

[穴位功效]

阴郄属手少阴心经,乃心经郄穴。可治疗心痛、惊悸、骨蒸盗汗;郄穴调血证,故可治疗吐血、衄血;手少阴之络脉虚则不能言,故可治疗暴喑。

（二）疏络和胃——梁丘

[穴名释义]

在膝上筋肉间隙之中,骨亘如梁,筋犹小丘,故名梁丘,为胃经郄穴,具有疏通胃络、和中止痛之效。

[定位标准]

在股前区,髌底上2寸,股外侧肌与股直肌腱之间。

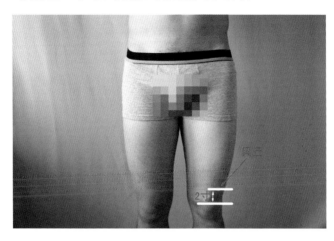

梁丘

[取穴方法]

在髂前上棘与髌底外侧端的连线上,髌底上2寸,股外侧肌与股直肌腱之间。

[穴位功效]

梁丘属足阳明胃经,乃胃经郄穴。可治疗下肢不遂、膝肿痛;急性胃痛、乳痈、乳痛。

(三) 疏络止痛——颊车

[穴名释义]

颊,指穴所在的部位为面颊。车,运载工具也。颊车意指本穴的功用是运送胃经的五谷精微气血循经上头。气血物质循胃经输送于头,若有车载一般,故名颊车。

[定位标准]

在面部,下颌角前上方1横指(中指),咀嚼时,咬肌隆起处。

[取穴方法]

咀嚼时,咬肌隆起处即为此穴。

[穴位功效]

颊车属足阳明胃经,因位于面部下颌处,故可治疗口角㖞斜、面肌痉挛;胃经入上齿中,还出挟口,故可治疗齿痛、口噤不开。

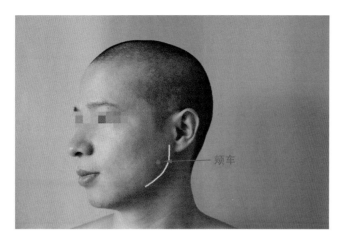

颊车

（四）疏络利窍——下关

[穴名释义]

本穴为颊车传来的天部水湿之气，上行至本穴后，水湿之气中的浊重部分冷降归地，因本穴对上输头部的气血精微有严格把关的作用，故名。

[定位标准]

在面部，颧弓下缘中央与下颌切迹之间凹陷中。

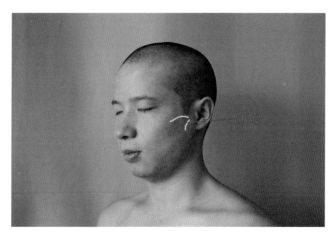

下关

[取穴方法]

张口时，下颌滑过隆起处。

[穴位功效]

下关属足阳明胃经,乃胃经、胆经交会穴。可治下颌关节痛、面痛、齿痛,耳聋、耳鸣、口眼㖞斜。

五、疏肝解郁

凡人皆有脾气,或遇事不顺,或与人置喙争议,尤其是妇人,多有肝郁气滞,故有"妇人常备逍遥丸"之说。气郁滞则不通,不通则痛,故肝郁则胁肋疼痛、胸闷胸胀、呕逆等。肝藏血,妇人以血为天,肝郁则有痛经、闭经等妇科病。肝为阴中之阳,体阴而用阳。肝主升发,其气宜疏解,故及时疏肝解郁对于肝脏来说十分重要。疏肝解郁的代表穴有期门、太冲、肝俞。

(一)疏肝健脾——期门

[穴名释义]

本穴作为肝经募穴,尽管其穴内气血空虚,但却募集不到气血物质,唯有期望等待,故名期门。

[定位标准]

在胸部,第6肋间隙,前正中线旁开4寸。

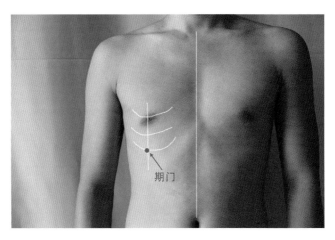

期门

[取穴方法]

在胸部,第6肋间隙,前正中线旁开4寸。

[穴位功效]

期门属足厥阴肝经,乃肝经募穴,肝经、脾经、阴维脉之交会穴。可治疗胸胁胀痛、乳痈;又可治疗肝经气逆之呕吐吞酸、呃逆、奔豚和气滞所致腹胀及腹泻;还可治伤寒热入血室。

（二）疏肝降气——太冲

[穴名释义]

肝经的水湿风气由此向上冲行，故名太冲。

[定位标准]

在足背，第1、2趾间，趾骨底结合部前方凹陷中，或可触及动脉搏动。

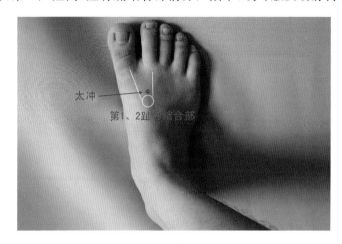

太冲

[取穴方法]

在足背弓动脉附近。

[穴位功效]

太冲属足厥阴肝经，乃肝经输穴、原穴。因位于足背处，故可治疗下肢痿痹、足跗肿痛；肝经主治肝所生病，故可治疗妇科病之月经不调、痛经、经闭、崩漏、带下，可治疗肝气郁滞之胁肋疼痛、腹胀、呕逆、黄疸，可治疗肝阳上亢之头痛、眩晕、耳鸣和肝火上炎之目赤肿痛；还可治疗中风、癫狂、小儿惊风、口喝等。

（三）疏肝解郁——肝俞

[穴名释义]

顾名思义，此穴为肝之背俞穴，故名。

[定位标准]

在脊柱区，第9胸椎棘突下，后正中线旁开1.5寸。

[取穴方法]

在后背第9胸椎棘突下，后正中线旁开1.5寸即为此穴。

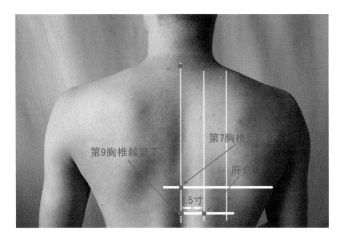

第9胸椎棘突下

第7胸椎棘突下

肝俞

1.5寸

肝俞

[穴位功效]

肝俞属足太阳膀胱经,乃肝之背俞穴。因位于膀胱经上,故可治疗脊背痛、眩晕、癫狂;可治疗吐血、衄血;为肝之背俞穴,故可治黄疸、胁痛;还可治疗目赤、目视不明、夜盲。

六、通调月经

妇人经气不顺,可引发腰痛、痛经、闭经、崩漏、带下等病证,在此介绍一个常用的通调月经的穴位——次髎。

调经止痛——次髎

[穴名释义]

次,与上髎相对为次也。髎,孔隙也。膀胱经的地部经水由此从体表流入体内。本穴为膀胱经上部经脉下行的地部水液,至本穴后,由本穴的地部孔隙从地之天部流入地之地部,故名。

[定位标准]

在骶部,正对第2骶后孔中。

[取穴方法]

在骶部,正对第2骶后孔中。

[穴位功效]

次髎属足太阳膀胱经,可治疗妇科病之月经不调、痛经、带下;可治疗膀胱经之病证,如小便不利、遗尿、遗精、阳痿等;膀胱经经过腰部与下肢,故可治疗腰痛、下肢痿痹等。

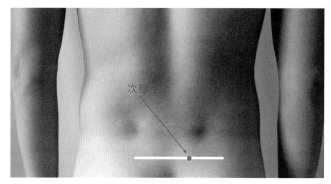

次髎

七、通利大便

全身气机不通也会影响大便的通利,可引起胃肠部的疾病如泄泻、痢疾、肠鸣、便秘等,通利大便的代表穴有上巨虚、下巨虚、合谷。

（一）通利大便——上巨虚

［穴名释义］

与下巨虚相对而言。

［定位标准］

在小腿外侧,犊鼻下 6 寸,犊鼻与解溪的连线上。

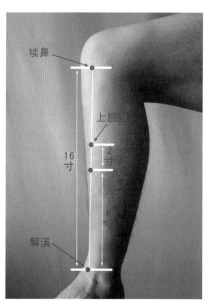

上巨虚

［取穴方法］

在小腿外侧,犊鼻下6寸,犊鼻与解溪的连线上。

［穴位功效］

上巨虚属足阳明胃经,乃大肠之下合穴,故可治疗肠鸣、腹痛、腹泻、便秘、肠痛等肠胃疾病;位于下肢,故可治疗下肢痿痹。

（二）通便利乳——下巨虚

［穴名释义］

下,相对于上而言。巨,巨大;虚,空虚。本穴原名巨虚下廉,指本穴在胫、腓骨间的巨大空隙处。跷足抬脚,本穴在巨大空隙处之下方,故名下巨虚。

［定位标准］

在小腿前外侧,当犊鼻下9寸,距胫骨前缘1横指。

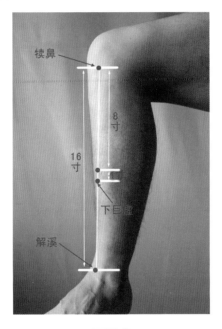

下巨虚

［取穴方法］

正坐位或仰卧位,根据骨度分寸法,犊鼻至解溪为16寸,折量出犊鼻下9寸所在即为下巨虚。

［穴位功效］

下巨虚属足阳明胃经,乃小肠经下合穴。位于下肢,故可治疗下肢痿痹;位于胃经,故可治疗胃肠疾病,如泄泻、痢疾、肠鸣、便秘等;因足阳明胃经循行过乳中,故可治疗乳痈。

（三）通便止痛——合谷

［穴名释义］

合，汇也，聚也。谷，两山之间的空隙也。合谷名意指大肠经气血会聚于此并形成强盛的水湿风气场。本穴为三间天部层次横向传来的水湿云气，行至本穴后，由于本穴位处手背第1、2掌骨之间，肌肉间间隙较大，因而三间传来的气血在本穴处汇聚，汇聚之气形成强大的水湿云气场，故名合谷。

［定位标准］

在手背，第1、2掌骨间，第2掌骨桡侧的中点处。

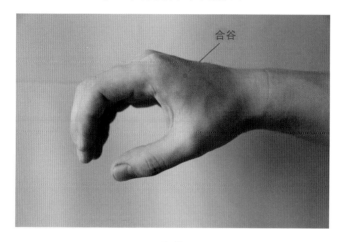

合谷

［取穴方法］

在手背，第1、2掌骨间，当第2掌骨桡侧的中点处。或以一手的拇指指骨关节横纹，放在另一手拇指和食指之间的指蹼缘上，当拇指指尖下的凹陷处即为此穴。

［穴位功效］

合谷属手阳明大肠经，乃大肠经原穴。长于清泻阳明之郁热，疏解面齿之风邪，故可治疗头痛、目赤肿痛、咽喉肿痛、失音、鼻衄、齿痛、口眼㖞斜、耳鸣、耳聋、痄腮等头面部疾病；大肠经与肺经相表里，肺主皮毛，故可治疗热病、无汗、多汗；此穴为大肠经原穴，故可治疗腹痛、便秘等各种胃肠道疾病；阳明经多气多血，此穴位于关口，是调理人体气机之大穴，通过调气，以达理血活血、通经止痛之效，故可用于治疗经闭、滞产等疾病；理气作用强，亦可治疗上肢不遂。

八、通利小便

膀胱气机不利则会影响小便的通畅,引起尿频、遗尿、腹胀等;小便不通会引发诸多全身性疾病,如水肿、全身性尿中毒等,通利小便最重要的是能够及时疏通,因而调畅全身气机很重要,通利小便的代表穴有中极、膀胱俞、三焦俞。

(一) 利尿调经——中极

[穴名释义]

中,与外相对,指穴内。极,屋之顶部横梁也。任脉气血在此达到了天部中的最高点。本穴为阴湿水气,上升至中极时已达到其所能上升的最高点,故名中极。

[定位标准]

在下腹部,脐中下 4 寸,前正中线上。

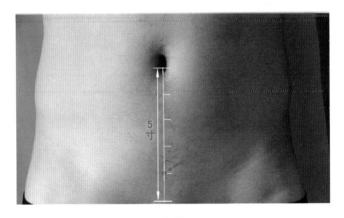

中极

[取穴方法]

定位该穴时常采取仰卧的姿势,中极位于人体下腹部,前正中线上,具体方法如下:将耻骨和肚脐连线五等分,由下向上 1/5 处即为该穴。

[穴位功效]

中极属任脉,乃膀胱之募穴,为任脉、脾经、肝经、肾经之交会穴。位于下腹部,故可治疗少腹胀满、小便不利、遗尿、遗精、阳痿、月经不调、痛经、赤白带下等。

(二) 利尿化湿——膀胱俞

[穴名释义]

膀胱,膀胱腑也。俞,输也。该穴名意指膀胱腑中的寒湿水气由此外输膀胱经。

[定位标准]

在臀部，横平第 2 骶后孔，骶正中嵴旁开 1.5 寸。

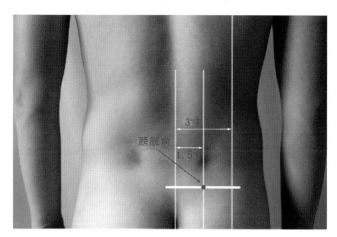

膀胱俞

[取穴方法]

定位该穴时常采取俯卧的姿势，此穴位于身体骶部，第 2 骶椎棘突下，旁开 1.5寸，与第 2 骶后孔齐平。

[穴位功效]

膀胱俞属足太阳膀胱经，乃膀胱之背俞穴。位于背部，故可治腰脊强痛；又为膀胱之背俞穴，故可治疗小便不利、尿频、遗尿、遗精、泄泻、便秘等疾病。

（三）通气利尿——三焦俞

[穴名释义]

三焦，三焦腑也。俞，输也。该穴名意指三焦的水湿之气由此外输膀胱经。

[定位标准]

在脊柱区，第 1 腰椎棘突下，后正中线旁开 1.5 寸。

[取穴方法]

取穴时常采用俯卧姿势，三焦俞位于人体的腰部，当第 1 腰椎棘突下，左右旁开 1.5 寸处。

[穴位功效]

三焦俞属足太阳膀胱经，乃三焦之背俞穴。位于腰部，可治疗腰背强痛；因为三焦之背俞穴，三焦的水湿之气由此外输膀胱经，故可治疗气、液疾病，如水肿、小便不利、腹胀、肠鸣、泄泻、痢疾等。

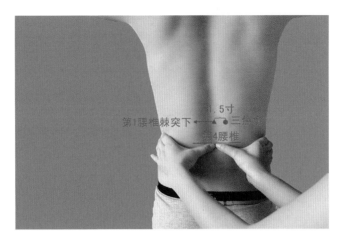

三焦俞

第十节 开窍类穴位

人体中,凡以宣通官窍为主,具有宣通耳窍、鼻窍、咽喉、目窍作用的穴位,都可归属为开窍类穴位。人体出现官窍不通的原因与外感六邪、情志不畅、年老体虚等因素有关,主要与肺、肝、肾有关。开窍类穴位包括通耳窍、通鼻窍、利咽喉、开目窍。

一、通耳窍

耳窍不通又称耳鸣、耳聋。耳鸣是以耳内鸣响如蝉如潮,妨碍听觉为主症;耳聋是以听力不同程度减退或失听为主症。耳鸣、耳聋的发生常与外感风邪、情志失畅、久病、年老体弱等因素有关。本病病位在耳,肾开窍于耳,少阳经入耳中,故本病与肝、胆、肾关系密切。基本病机是邪扰耳窍或耳窍失养。通耳窍的代表穴包括耳门、听宫、中渚。

(一)通窍聪耳——耳门

[穴名释义]

耳,穴内气血作用的部位为耳也。门,出入的门户也。耳门名意指三焦经经气中的滞重水湿在此冷降后由耳孔流入体内。本穴为角孙传来的水湿之气,至本穴后,水湿之气化雨冷降为地部经水并循耳孔流入体内,本穴如同三焦经气血出入耳的门户,故名耳门。

[定位标准]

在耳区,耳屏上切迹与下颌骨髁状突之间的凹陷中。

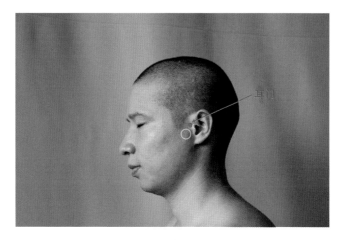

耳门

[取穴方法]

耳屏上切迹与下颌骨髁状突之间，张口时呈凹陷处。

[穴位主治]

耳门为手少阳三焦经穴位，可通调三焦、推动脏腑等组织器官的活动，为人体化生动力的关键所在。刺激该穴可激发三焦经气，调整人体机能，有通窍聪耳、活络止疼、祛风解痉的作用，主要治疗耳鸣、耳聋、聤耳、齿痛。

（二）聪耳开窍——听宫

[穴名释义]

听，闻声也。宫，宫殿也。该穴名意指小肠经体表经脉的气血由本穴内走体内经脉。本穴为颧髎传来的冷降水湿云气，至本穴后，水湿云气化雨降地，雨降强度比颧髎大，如可闻声，而注入地之地部又如流入水液所处的地部宫殿，故名。

[定位标准]

在面部，耳屏前，下颌骨髁状突的后方，张口时呈凹陷处。

[取穴方法]

耳屏正中与下颌骨髁状突之间的凹陷中。

[穴位主治]

听宫是手太阳小肠经穴位，且为三焦经、小肠经、胆经之交会穴，具有开窍聪耳的作用，常用于治疗耳鸣、聋哑、中耳炎、下颌关节功能紊乱等，《针灸甲乙经》《针灸大成》均有将其用于治疗耳鸣、耳聋的记载。

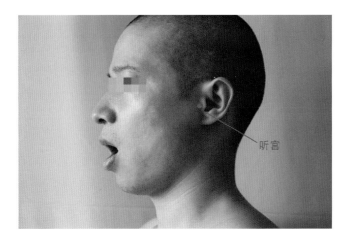

听宫

（三）通络利窍——中渚

[穴名释义]

中渚，穴名的"中"指中间之意；"渚"指水间小洲。《子午流注说难》曰：中渚乃三焦所注之俞穴，若江之有渚，而居其中，故名中渚。

[定位标准]

在手背，第4、5掌骨间，第4掌指关节近端凹陷中。

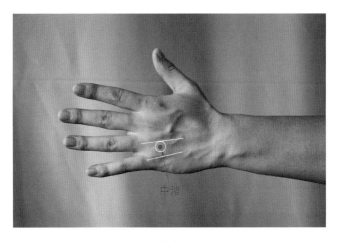

中渚

[取穴方法]

在手背，掌指关节的后方，在第4和第5掌骨之间的凹陷处。

[穴位主治]

中渚，是手少阳三焦经之输穴，穴性属木。《灵枢·根结》曰：少阳为枢。调节气的升降出入，维持或恢复气的规律性活动。三焦经属火，中渚五行属木，因"木生火"，"火"为"木"之子，所以中渚为三焦经的母穴，有调整三焦元气的作用。它以治阳性热实病者居多，其泻热的效果比较显著，故尚可治疗咽喉肿痛、目赤等病证。手少阳三焦经循行交会于大杼、大椎，《难经·四十五难》曰：骨会大杼。故治一切骨病，大椎为诸阳之会，统管一身之阳，因此可治疗头脑部疾病；手少阳三焦经从耳后入耳中，出走耳前，能治疗耳部疾病，这是"经脉所过，主治所及"的体现。

二、通鼻窍

人体鼻窍不通的时候，多出现以鼻塞、鼻痒、鼻流清涕或浊涕、嗅觉减退、舌苔薄白或薄黄、脉浮紧或浮数等为主要特征的鼻病。其发生常与正气不足、外邪侵袭等因素有关。本病病位在鼻，与肺、脾、肾三脏关系密切。基本病机是脾肾亏虚，肺气不固，邪聚鼻窍。通鼻窍的代表穴包括迎香、印堂、鼻通。

（一）解表通窍——迎香

[穴名释义]

迎香，此穴在鼻旁，因能主治鼻衄不利、窒洞气塞、鼻塞不闻香臭，故名。

[定位标准]

在面部，鼻翼外缘中点旁，鼻唇沟中。

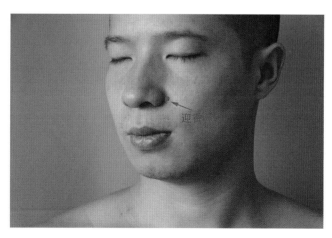

迎香

［取穴方法］

鼻翼外缘中点旁，鼻唇沟中。

［穴位主治］

迎香属手阳明大肠经，位于鼻旁，脉气直通鼻窍，故通经活络、通利鼻窍之作用甚强，是治疗各种鼻部疾病的要穴；此穴为手、足阳明胃经的交会穴，可通调两经经气，疏泻两经风热，故通利鼻窍、疏面齿风邪的作用较强，是治疗各种颜面疾患的要穴。例如，鼻流清涕，艾灸或按揉迎香，可以疏风散寒，起到止涕的效果。

（二）醒脑通窍——印堂

［穴名释义］

印，泛指图章；堂，庭堂。古代指额部两眉头之间为"阙"，星相家称印堂，因穴位于此处，故名。

［定位标准］

在头部，两眉毛内侧端中间的凹陷中。

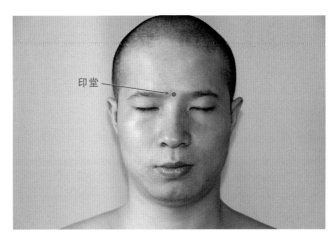

印堂

［取穴方法］

在人体前额部，当两眉头间连线与前正中线之交点处。

［穴位功效］

印堂具有安神定惊、疏风止痛、醒脑通窍之功。《针灸大成》就有"印堂一穴，在两眉中陷中是穴。针一分，灸五壮。治小儿惊风"的记载。对不寐、头痛、抑郁、神经衰弱等病均有较好的疗效。同时，印堂为督脉经奇穴，督脉统一身之阳气，主诸阳经之海，故刺激该穴可调整诸阳经气，宽胸利膈，和胃降逆，有很好的止呃作用。又有"经脉所过，主治所及"的循经取穴原则，故可治疗头痛、鼻渊、腰扭伤等疾病。

（三）疏风通窍——鼻通

［穴位释义］

鼻通，又名上迎香。上，上下之上；迎，迎接；香，香味，泛指气味。穴在鼻部，大肠经迎香之上方，故名。

［定位标准］

在面部，鼻翼软骨与鼻甲的交界处，近鼻唇沟上端处。

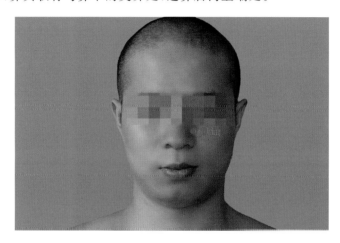

鼻通

［取穴方法］

在面部，当鼻翼软骨与鼻甲交界处，近鼻唇沟上端处。

［穴位功效］

鼻通，又名上迎香，为经外奇穴。位于鼻旁，迎香上方，故可治疗鼻塞、鼻中息肉、鼻衄、鼻渊、鼻部疮疖；且迎香下布有眶下神经、滑车下神经的分支、面神经的颊支，故还可治疗头痛、迎风流泪、暴发火眼。

三、利咽喉

人体咽喉不利主要表现为咽喉肿痛、吞咽不适或声音嘶哑、喉痒、干涩微痛甚至失音。其发生常与外邪侵袭、语音劳损、饮食不节、肺肾亏虚等因素有关。本病病位在咽喉，咽通于胃，喉为肺系，肾经上循喉咙，故本病与肺、胃、肾等脏腑关系密切。基本病机为火热、虚火上灼咽喉或肺气不宣致喉窍失养。利咽喉的代表穴包括少商、内庭、二间。

（一）利咽开窍——少商

［穴名释义］

少，指小的意思；商，指五音之一，肺音为商。此穴为肺经井穴，所出为井，是说手太阴肺经脉气外发似浅小水流，故名。

［定位标准］

在手指，拇指末节桡侧，指甲根角侧上方 0.1 寸。

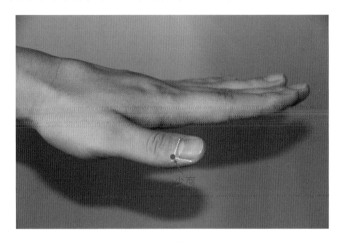

少商

［取穴方法］

侧掌，微握掌，拇指上翘，手拇指爪甲桡侧缘和基底部各作一线，相交处取穴。

［穴位功效］

咽喉为肺胃之门户，肺胃热盛，易上蒸喉嗌而出现咽喉肿痛诸症。少商为手太阴肺经之井穴，"病在脏者取之井"，故肺系的疾病皆可以取其井穴治疗，手太阴肺经的无穴通路起于中焦（胃中脘），少商是手太阴肺经的终止穴，故有时用少商来治疗与该经起始部位气机升降失常相关的疾病，如呃逆、泄泻、呕吐等。

（二）和胃利咽——内庭

［穴位释义］

趾缝如门，比喻穴在纳入门庭之处，故名内庭。

［定位标准］

在足背，第 2、3 趾间，趾蹼缘后方赤白肉际处。

［取穴方法］

取穴时，可采用正坐或仰卧，跷足的姿势，此穴位于脚背部，在第 2、3 趾间。

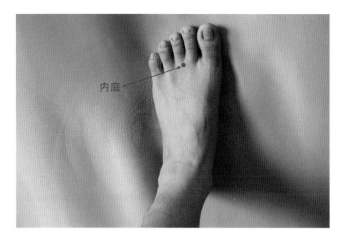

内庭

[穴位功效]

内庭为足阳明胃经荥穴,荥穴乃经气所溜,同刚出的泉水微流,是气血渐旺的标志性腧穴,并以阳气多阴血少为特征,荥主身热,"身热"泛指一切热病,而热为火之渐,通过泻荥穴多余之阳气或补其不足之阴血,可以达到清热泻火或滋阴清热的目的。足阳明胃经穴主治胃肠病变;内庭位于足趾间,故可治疗足背肿痛,此为"腧穴所在,主治所在";足阳明胃经从头走足,故可治疗头面五官病,如目疾、咽喉病变等,此为"经脉所过,主治所及"。

（三）清热利咽——二间

[穴位释义]

二,概数,在此表示较小之意;间,间隔、空隙也,指本穴物质所处为空隙之处。该穴名意指本穴的气血物质位处不太高的天部层次。本穴为商阳传来的温热水气,在本穴所处为不太高的天部层次,二间之名即是对本穴气血物质所在的空间层次范围的说明,故名。

[定位标准]

在手指,第 2 掌指关节桡侧远端赤白肉际处。

[取穴方法]

在手食指本节(第 2 掌指关节)前,桡侧凹陷处。

[穴位功效]

二间为手阳明大肠经荥穴,"荥主身热",故二间可泄热,治疗一切热病;二间位于第 2 掌指关节,"腧穴所在,主治所在",故二间可治疗手指、手背疼痛;手阳明胃经从头走手,"经脉所过,主治所及",故二间还能治疗经脉循行部位病证,如鼻

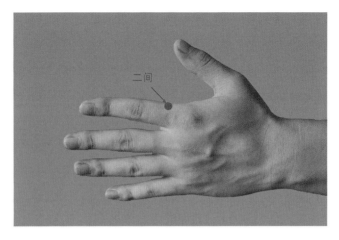

二间

衄、齿痛、咽喉肿痛、目通、口眼㖞斜等。

四、开目窍

人体目窍不开主要表现为视近物清晰、视远物模糊或视远物清晰、视近物模糊,甚或失明。目窍不开的发生常与禀赋不足、劳心伤神、外伤、不良用眼习惯等因素有关。本病病位在眼,肝经连目系,心经系目系,肾为先天之本,脾为生化之源,故本病与心、肝、脾、肾关系密切。基本病机为目窍瘀阻,目失所养。开目窍的代表穴包括光明、外关、养老。

(一)清肝明目——光明

[穴名释义]

光明,光彻明亮也。本穴为阳辅传来的湿热风气,上至本穴后,此气吸热而变为纯阳之气,天部的水湿尽散并变得光彻明亮,故名。

[定位标准]

在小腿外侧,外踝尖上5寸,腓骨前缘。

[取穴方法]

在小腿外侧,外踝尖上5寸,腓骨前缘。

[穴位功效]

光明,经属足少阳胆经,胆经气血至此后变为纯阳之气,为天之天部,足少阳胆经吸热蒸升的阳气皆汇合于此,近视乃因阳气不足而光华不能外越,所以取此穴治疗甚佳。本穴是足少阳胆经之络穴,有联络肝胆两经气血的作用,可同治肝胆两经之病,有疏肝解郁,使人心情愉快、眼复光明的作用,自古以来就深受医家推崇。《标幽赋》亦云:眼痒眼痛,泻光明与地五会。选光明治疗近视乃上病下取

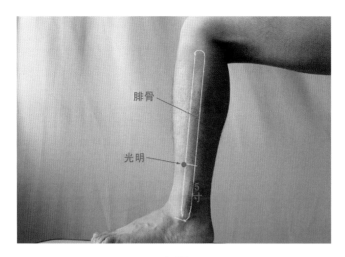

光明

之意，以宣畅肝胆经脉之奎滞，调和气血，效如桴鼓。

（二）明目解表——外关

［穴名释义］

外关。外，外部也。关，关卡也。该穴名意指三焦经气血在此胀散外行，外部气血被关卡不得入于三焦经。本穴为阳池传来的阳热之气，行至本穴后因吸热而进一步胀散，胀散之气由穴内出于穴外，穴外的气血物质无法入于穴内，外来之物如被关卡一般，故名。

［定位标准］

在前臂后区，腕背侧远端横纹上2寸，尺骨与桡骨间隙中点。

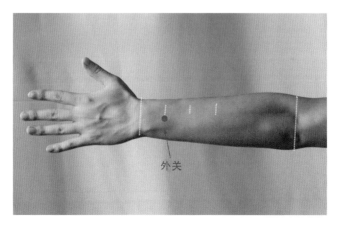

外关

[取穴方法]

伸臂俯掌,于腕背横纹中点直上 2 寸,尺、桡骨之间,与内关相对处取穴。

[穴位功效]

外关属手少阳三焦经,本经络穴,八脉交会穴之一,交阳维脉。经脉循行上,手少阳三焦经起于手无名指端,循腕上臂,贯肘上肩。故外关穴除了可治疗本经经脉循行所过之指肘腕肩臂等处病证外,作为手少阳三焦络穴,也能治疗手少阳三焦经络脉病(实则肘挛,虚则不收)。外关也是八脉交会穴之一,与足少阳胆经腧穴足临泣相合,通于带脉,与足临泣配合使用时,能够治疗下肢和肝胆的病证。

(三)明目通络——养老

[穴位释义]

养,牛养、养护也。老,与少、小相对,为长为尊也。养老名意指本穴的气血物质为同合于头之天部的纯阳之气。本穴为阳谷传来的炎热之气,出本穴后胀散并化为水湿成分更少的纯阳之气,与天部头之阳气性同,故名养老。

[定位标准]

在前臂后区,腕背侧远端横纹上 1 寸,尺骨头桡侧凹陷中。

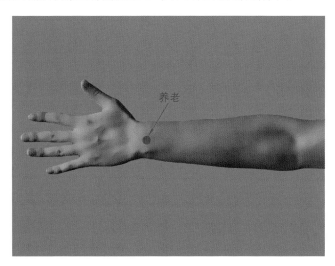

养老

[取穴方法]

掌心向胸,在尺骨小头的桡侧缘,于尺骨小头最高点水平的骨缝中取穴。或掌心向下,用另一手指按在尺骨小头的最高点上,然后掌心转向胸部,于手指滑入的骨缝中取穴。

［穴位功效］

养老为手太阳小肠经之郄穴，郄穴是指经气所深聚的地方，主治循经部位的急性痛症，具有通经络、止痹痛等功效。而小肠经的循行路线经过人体的目外眦和目内眦，所以临床上对眼疾有显著的效果。正如清代周树冬《金针梅花诗抄》歌曰：老来两目渐昏花，肘臂酸疼又带麻，养老穴真能养老，腕边锐骨缝为佳。

运用篇

第六章 以膏代灸调理内科病证

第一节 头　痛

头痛是临床常见的自觉症状,是以头部疼痛为主要表现的病证,可单独出现,亦见于多种疾病的过程中。引起头痛最常见的疾病,包括高血压、血管性头痛、神经性头痛、脑炎、脑膜炎、急性脑血管疾病、脑瘤、青光眼、额窦炎、三叉神经痛、肌收缩性头痛等。

一、病因病机

（一）病因

（1）外感因素:感受风、寒、湿、热等外邪。

（2）内伤因素:情志失调,先天不足或房事不节,饮食劳倦或体虚久病。

（二）病机

（1）外感头痛:邪阻经络,络脉不通,清窍不利。

（2）内伤头痛:肝脾肾三脏功能失调,精血不足。

二、症状与治疗

（一）外感头痛

（1）症状表现:发病较急,头痛连及项背,痛无休止,外感表证明显。

（2）治疗法则:祛除外邪,通络止痛。

（3）经穴处方:太阳、翳风、大椎。

处方配穴

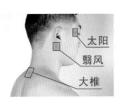

太阳
翳风
大椎

简 单 配 穴		
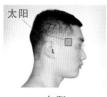	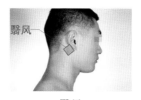	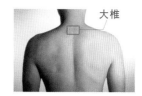
太阳	翳风	大椎

（二）内伤头痛

（1）症状表现：发病较缓，多伴头晕，痛势绵绵，时止时休，遇劳累发作或加重。

（2）治疗法则：疏通经络，清利头窍。

（3）经穴处方：太阳、气海、足三里。

处 方 配 穴	
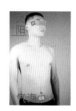	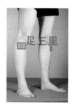

简 单 配 穴		
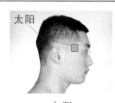	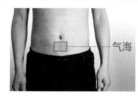	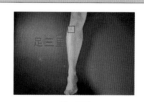
太阳	气海	足三里

三、小贴士

（1）头痛的病因颇多，调理有时可以立即缓解头痛，有时需要坚持一段时间。

（2）多次调理不效或逐渐加重的头痛，需要查明病因，以免贻误病情。

（3）若头痛反复发作，迁延不愈，易产生消极、悲观、焦虑、恐惧情绪，应给予安慰和鼓励，调节情志。

第二节 感 冒

感冒是指感受风邪或时行疫毒,导致肺卫失和,出现以鼻塞、流涕、打喷嚏、头痛、恶寒、发热、全身不适等为主要临床表现的外感疾病,四季均可发生,尤以秋、冬两季多发。其病情轻者亦称"伤风""冒风""冒寒";病情重者称为"重伤风"。见于西医学的上呼吸道感染、流行性感冒等疾病。

一、病因病机

(一)病因

(1)外感因素:感受风、寒、热、暑、湿等外邪。
(2)内伤因素:年老体衰或先天不足,后天失养,久病重病之后。

(二)病机

(1)外感:外感邪气,由皮毛、口鼻侵入人体,肺卫首当其冲,卫阳被遏,营卫失和。
(2)内伤:正气虚弱,肌腠空虚,卫表不固,极易为外邪所侵。

二、症状与治疗

(一)外感

(1)症状表现:恶寒发热、头痛、身痛、鼻塞、流涕、咳嗽、咽痛等。
(2)治疗法则:宣肺解表,疏风祛邪。
(3)经穴处方:大椎、曲池、列缺。

处 方 配 穴
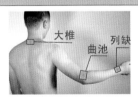

简 单 配 穴		
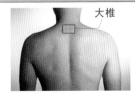	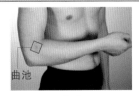	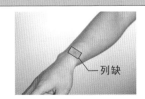
大椎	曲池	列缺

（二）内伤

（1）症状表现：气短懒言、反复易感、恶寒发热、头痛、身痛、鼻流清涕,常缠绵日久不愈;咳嗽、咯痰无力,痰白。

（2）治疗法则：益气固表,扶正祛邪。

（3）经穴处方：列缺、肺俞、足三里。

处 方 配 穴	
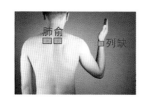	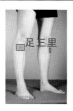

简 单 配 穴		
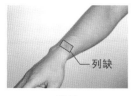	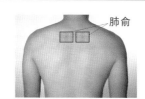	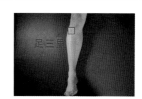
列缺	肺俞	足三里

三、小贴士

（1）感冒与某些传染病(如流脑、乙脑、流行性腮腺炎等)早期症状相似,临床应加以鉴别,尤其是儿童患者。

（2）多次治疗仍高热持续不退、咳嗽加剧、咯吐血痰,需查明病因,宜尽快采取综合治疗方法。

（3）感冒流行期间应保持居室内空气流通,少去公共场所,可在大椎、足三里等穴处进行施灸以预防感冒。

（4）治疗期间应保持充足的睡眠,饮食以清淡为主,多饮温开水,可进行适当的体育锻炼。

第三节 咳 嗽

咳嗽是指肺失宣降致使肺气上逆,发出咳声,或咳吐痰液的一种肺系病证。咳嗽是肺系疾病的一个主要症状,又是具有独立性的一种疾病。"咳"指肺气上逆,有声无痰;"嗽"指咯吐痰液,有痰无声。临床上多声痰并见,很难截然分开,所以一般通称咳嗽。西医学的上呼吸道感染、急慢性支气管炎、支气管扩张、肺炎等疾病所见的咳嗽,均可参照本病辨证。

一、病因病机

（一）病因

（1）外感因素:感受风、寒、暑、湿、燥、火六淫之邪。

（2）内伤因素:痰湿蕴肺,肝火犯肺,或肺肾阴虚。

（二）病机

（1）外感咳嗽:外邪乘虚从口鼻或皮毛侵袭,伤及肺系,使肺失宣降,气机上逆。

（2）内伤咳嗽:脾失健运,不能输布水谷精微,酿湿生痰,壅遏肺气,肺气不利而发本病;或因情志抑郁,肝失调达,气郁化火,火气循经上逆犯肺,肺失肃降而致咳嗽;或肾阴亏虚,虚火上炎,损伤肺阴而致阴虚火炎,肺失濡润,气逆作咳;或肺气亏虚,气逆于上,引起咳嗽。

二、症状与治疗

（一）外感咳嗽

（1）症状表现:起病较急,病初干咳,咽喉或痒或痛,数日后咯出少量黏痰或稀痰,可伴有发热、恶寒、流涕、头身酸痛等表证。

（2）治疗法则:疏风散邪,宣肺止咳。

（3）经穴处方:天突、中府、尺泽。

处 方 配 穴
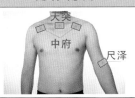

简 单 配 穴
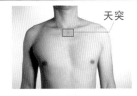	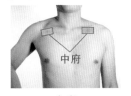	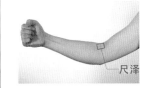
天突	中府	尺泽

（二）内伤咳嗽

（1）症状表现：咳嗽起病缓慢，病程较长，反复咳嗽、咯痰，或伴有喘息，可兼脏腑功能失调症状，一般秋冬加重，春夏减轻，甚者常年咳嗽不断，发为咳喘重症。

（2）治疗法则：肃肺理气，止咳化痰。

（3）经穴处方：肺俞、孔最、足三里。

简 单 配 穴		
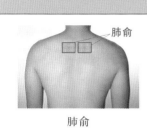	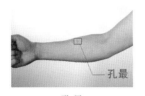	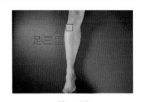
肺俞	孔最	足三里

三、小贴士

（1）咳嗽见于多种呼吸系统疾病，临证必须明确诊断，必要时配合药物治疗，若出现高热、咯吐脓痰、胸闷喘促气短等重症时，应采用综合治疗措施。

（2）内伤咳嗽病程较长，易反复发作，应坚持长期治疗。急性发作时宜标本兼顾；缓解期须从调整肺、脾、肾三脏功能入手，重在治本。

（3）咳嗽发作时应注意休息，谨防病情加重。平素注意调适饮食、避风寒、戒烟戒酒，适当锻炼以增强体质。

第四节　哮　　喘

哮喘是一种以发作性呼吸急促、喉中哮鸣、呼吸困难甚则喘息不得平卧为特点的过敏性病证。可发生于任何年龄和任何季节，尤以寒冷季节和气候骤变时多发。古代文献中，将哮和喘分开论述，哮以呼吸急促、喉中痰鸣有声为特征，喘以呼吸困难，甚则张口抬肩为特征，临床两者常同时举发，后世医家鉴于哮必兼喘，故一般通称"哮喘"。哮喘多见于西医学的支气管哮喘、喘息性支气管炎、各型肺炎、慢性阻塞性肺气肿、心源性哮喘等疾病。

一、病因病机

（一）病因

（1）实证哮喘：寒邪伏肺、痰热壅肺。

（2）虚证哮喘:肺脾气虚、肺肾亏虚。

（二）病机

（1）实证哮喘:宿痰内伏于肺,复因外感、饮食等诱因引触,以致痰阻气道,气道挛急,肺失肃降,肺气上逆所致。

（2）虚证哮喘:久病咳嗽、情志不畅、劳倦等引动肺经蕴伏之痰饮而形成。

二、症状与治疗

（一）实证哮喘

（1）症状表现:病程短,或当哮喘发作期,哮喘声高气粗,呼吸深长,呼出为快。体质较强,脉象有力。

（2）治疗法则:祛邪肃肺,化痰平喘。

（3）经穴处方:肺俞、定喘、膏肓。

处 方 配 穴

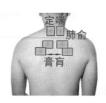

简 单 配 穴

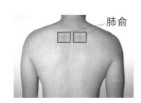 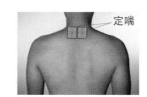 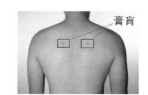

肺俞	定喘	膏肓

（二）虚证哮喘

（1）症状表现:病程长,反复发作或当哮喘间歇期,哮喘声低气怯,气息短促,体质虚弱,脉象无力。

（2）治疗法则:补益肺肾,止哮平喘。

（3）经穴处方:肺俞、膏肓、肾俞。

处 方 配 穴
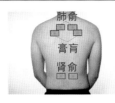

简 单 配 穴

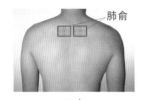

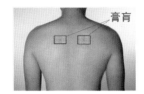

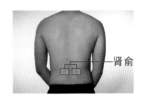

肺俞	膏肓	肾俞

三、小贴士

（1）温灸膏治疗哮喘有较好的临床疗效，在急性发作期以控制症状为主，可有效缓解临床症状；在缓解期以扶助正气、提高抗病能力、控制或延缓急性发作为主，如艾灸肺俞、膏肓、气海、足三里等穴，可有效减少发作次数。

（2）哮喘呈持续发作，或经本法治疗仍未能控制者，宜采取综合治疗措施。

（3）哮喘可见于多种疾病，发作缓解后，应积极查找病因，对于有原发病的，应积极治疗其原发病。

（4）季节交替或气候变化时应注意防寒保暖，不吃或少吃肥甘厚腻之品及海鲜等发物或过敏食物，力戒烟酒，同时应进行适当的户外活动以增强体质，提高抗病能力。认真查找过敏原，避免接触而诱发哮喘。

第五节　心　　悸

心悸是指自觉心中悸动，惊慌不安，甚则不能自主的一种病证。多见于西医学的心血管神经官能症、风湿性心脏病、冠状动脉粥样硬化性心脏病、肺源性心脏病、贫血、甲状腺功能亢进症等。

一、病因病机

（一）病因

（1）虚证：久病体虚，忧思劳倦。

（2）实证：痰饮、瘀血。

（二）病机

（1）虚证：气、血、阴、阳亏虚,使心失滋养而致心悸。

（2）实证：痰火扰心、痰饮凌心,或心血瘀阻、气血运行不畅所致。

二、症状与治疗

（一）虚证

（1）症状表现：自觉心悸、心慌,时作时息,并有善惊易恐,坐卧不安,甚则不能自主,或伴气少、纳差、盗汗。

（2）治疗法则：调理心气,安神定悸。

（3）经穴处方：内关、神道、神堂。

处方配穴
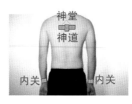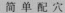

简单配穴		
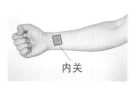	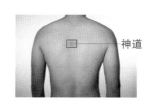	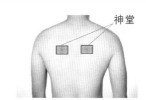
内关	神道	神堂

（二）实证

（1）症状表现：心悸怔忡,胸闷、心痛阵发,或面唇紫暗,或胸闷气喘不能平卧,咳吐大量泡沫痰涎,面浮足肿。

（2）治疗法则：养心安神,宁心定悸。

（3）经穴处方：内关、巨阙、膻中。

处 方 配 穴
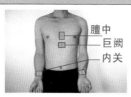 膻中 巨阙 内关

简 单 配 穴		
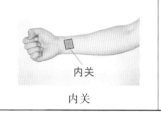	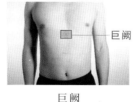 巨阙	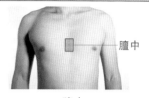 膻中
内关	巨阙	膻中

三、小贴士

（1）临床上引起心悸的原发性疾病较多，治疗期间应同时积极查找原发病，针对病因进行治疗。

（2）温灸膏治疗心悸有较好的效果，不仅能控制症状，而且对疾病的本身也有调整和治疗作用。但出现严重器质性疾病时，应及时采用综合治疗措施，以免延误病情。

（3）患者在治疗的同时，应注重调节情志，避免忧思、恼怒、惊恐等刺激，饮食宜清淡，忌食辛辣刺激之品，适当参加体育锻炼以增强体质。

第六节　失　　眠

失眠，中医称为不寐，是以经常不能获得正常睡眠，或入睡困难，或睡眠时间不足，或睡眠不深，严重者彻夜不眠为特征的一类病证。本病可见于西医学的神经衰弱、更年期综合征、慢性消化不良、贫血、动脉粥样硬化症等，上述疾病以失眠为主要临床表现时，可参考本篇内容辨证论治。

一、病因病机

（一）病因

（1）虚证：思虑劳倦，惊恐、房劳伤肾，体质虚弱均可导致。

（2）实证：情志抑郁，饮食不节。

（二）病机

（1）虚证：思虑劳倦，内伤心脾，生血之源不足；惊恐、房劳伤肾，肾水不能上济于心而出现心肾不交；体质虚弱，心胆气虚，均可导致；或心神失于濡养、温煦，心神不安而出现不寐。

（2）实证：情志不遂，肝阳扰动；或饮食不节，宿食停滞，胃不和则卧不安，导致邪气扰动心神而出现不寐。

二、症状与治疗

（一）虚证

（1）症状表现：不易入睡，或寐而易醒，甚则彻夜不眠；或伴纳差，善惊多恐，多疑善虑，心悸健忘。

（2）治疗法则：宁心安神，清心除烦。

（3）经穴处方：心俞、神门、神堂。

处 方 配 穴

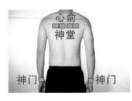

简 单 配 穴

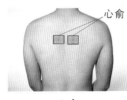

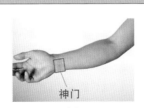

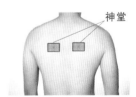

| 心俞 | 神门 | 神堂 |

（二）实证

（1）症状表现：心烦不能入寐，急躁易怒，头晕头痛，胸胁胀满；或睡眠不安，脘闷噫气，嗳腐吞酸，心烦，口苦痰多。

（2）治疗法则：清心宁神，疏肝除烦。

（3）经穴处方：安眠、太冲、涌泉。

简单配穴		
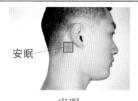	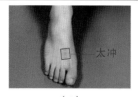	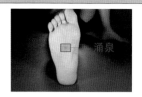
安眠	太冲	涌泉

三、小贴士

（1）温灸膏治疗本病有较好的疗效，但在治疗前应做各种检查以明确病因，如发热、咳喘、疼痛等其他疾病引起者，应积极治疗原发病。

（2）本病与情绪变化有关，应消除紧张情绪和疑虑，起居要有规律。睡觉前不宜饮浓茶、咖啡、酒等，并适当加强体育锻炼。

（3）因一时情绪紧张或因环境吵闹、卧榻不适等而引起失眠者，不属病理范围，只要解除相关因素即可恢复正常。

第七节　胸痹心痛

胸痹心痛是以左侧胸部心前区突然发生压榨性疼痛，伴心悸、胸闷、气短，甚至心痛彻背、喘息不得卧为特征的一种病证。轻者仅感胸闷如塞，重者胸痛如绞，并伴有气短、喘息等。胸痹心痛是由冠状动脉供血不足，心肌急剧的、短暂的缺血、缺氧所引起的综合征。多见于40岁以上的男性，常在劳累后或情绪激动时诱发。常见于西医学的冠状动脉粥样硬化性心脏病、慢性气管炎、肺气肿等。

一、病因病机

（一）病因

正气内虚，寒邪入侵；或情志郁结，气滞血瘀；或饮食无度，痰浊内生；或思虑过度，胸阳不展。

（二）病机

感邪或内伤以致营血亏耗，心阳不振，心脉失养，心脏气血失调，心脉痹阻不畅，而发为本病。

二、症状与治疗

（一）气滞血瘀证

（1）症状表现：胸部刺痛，痛处固定不移，入夜更甚，喘不得卧，心慌汗出，面色晦暗,唇甲青紫。

　　(2)治疗法则:活血化瘀,行气止痛。

　　(3)经穴处方:阴郄、膈俞、膻中。

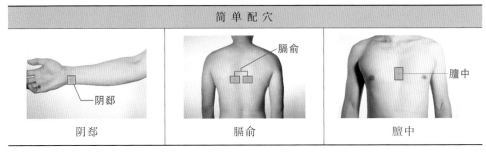

简 单 配 穴		
阴郄	膈俞	膻中

(二)寒邪凝滞证

　　(1)症状表现:心痛彻背,喘不得卧,遇寒痛剧,得热痛减,面色苍白,四肢不温。

　　(2)治疗法则:散寒止痛。

　　(3)经穴处方:阴郄、神阙、关元。

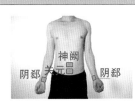

处 方 配 穴

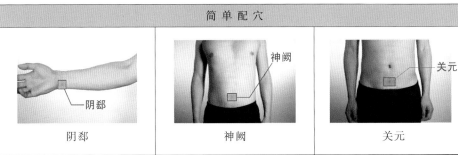

简 单 配 穴		
阴郄	神阙	关元

(三)痰湿闭阻证

　　(1)症状表现:胸闷痞满而痛,或心痛彻背,喘不得卧,喉中痰鸣,形体肥胖,肢体沉重,口黏乏味,纳呆脘胀。

　　(2)治疗法则:祛湿化痰,宣痹止痛。

　　(3)经穴处方:阴郄、足三里、丰隆。

简单配穴		
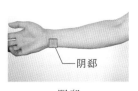	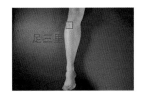	
阴郄	足三里	丰隆

（四）阳气虚衰证

（1）症状表现：胸闷气短，甚至心痛彻背，心悸汗出，喘不得卧，形寒肢厥，腰酸乏力，或虚烦不寐，面色淡白。

（2）治疗法则：通阳，行气，止痛。

（3）经穴处方：阴郄、至阳、肾俞。

处方配穴
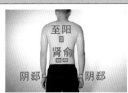

简单配穴		
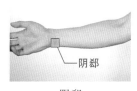	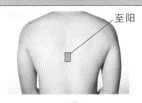	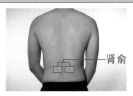
阴郄	至阳	肾俞

三、小贴士

（1）心绞痛病情危急，必须及时救治，慎重处理。胸膈、食管肿瘤早期亦可出现胸闷、胸痛，宜加鉴别。

（2）温灸膏可减少心绞痛发作次数，有效缓解临床症状。

（3）若头痛反复发作，迁延不愈，易产生消极、悲观、焦虑、恐惧情绪，应给予安慰和鼓励，调节情志。

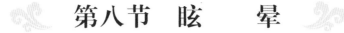

第八节 眩 晕

眩晕,又称"头眩""风眩"等,"眩"是指眼花,"晕"指头晕,是以头晕目眩、视物旋转为主要表现的一种自觉症状。轻者发作短暂,平卧闭目片刻即安;重者如乘坐舟车,旋转起伏不定,甚至难于站立,恶心呕吐;或时轻时重,兼见他证而迁延不愈,反复发作。常见于西医学的梅尼埃病、颈椎病、椎-基底动脉系统血管病以及贫血、高血压、脑血管病等疾病。

一、病因病机

（一）病因

（1）虚证:髓海不足,或气血亏虚,清窍失养。

（2）实证:风、火、痰、瘀扰乱清窍。

（二）病机

（1）虚证:病后体虚、气血虚弱、脑失所养;或因劳伤过度、肾精亏损,不能上充于脑而致清窍失养,发为眩晕。

（2）实证:情志不舒、气郁化火、风阳升动、肝阳上亢;或恣食肥厚、脾失健运、痰湿中阻、清阳不升而致扰乱清窍,发为眩晕。

二、症状与治疗

（一）虚证

（1）症状表现:头晕目眩,神疲乏力,心悸不寐,面色㿠白;或眩晕久发不已,耳鸣,腰膝酸软,乏力,健忘。

（2）治疗法则:益气养血,定眩止晕。

（3）经穴处方:肝俞、肾俞、足三里。

处 方 配 穴
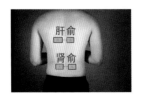 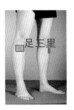

简单配穴		
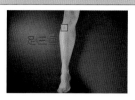 肝俞	肾俞	足三里
肝俞	肾俞	足三里

（二）实证

（1）症状表现：头目胀痛，耳鸣，口苦，急躁易怒；或头重如裹，胸闷恶心，神疲困倦，呕吐痰涎，口黏纳差。

（2）治疗法则：平肝化痰，定眩。

（3）经穴处方：合谷、太冲、内关。

简单配穴		
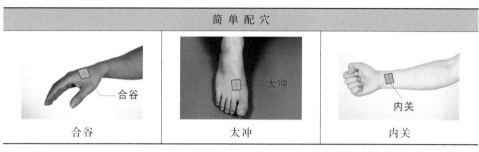		
合谷	太冲	内关

三、小贴士

（1）温灸膏治疗本病具有较好的临床疗效，但应查明原因以明确诊断，积极治疗原发病。

（2）眩晕发作时，嘱患者闭目或平卧，保持安静，如伴呕吐应防止呕吐物误入气管。

（3）避免辛辣食品，戒除烟酒，痰湿较重者，应少食肥腻之品，以免助湿生痰，酿热生风。

第九节　中　风

中风又称"卒中"，是指以突然昏仆不省人事、半身不遂、口舌㖞斜、语言不利；或不经昏仆，仅以半身不遂、口舌㖞斜、言语不利、偏身麻木为主要表现的一种病证。因发病急骤，病情变化迅速，与风之善行数变特点相似，故名"中风"，古代文献中的"仆击""大厥""薄厥""偏枯""偏风"等一般即指中风。相当于西医学的急性脑血管疾病,如脑梗死、脑出血、脑栓塞、蛛网膜下腔出血等。

一、病因病机

(一)病因

肝风妄动、痰浊内生、血运不畅。

(二)病机

(1)中经络:风、火、痰浊、瘀血等病邪上扰清窍,致使神不导气,而发生中风,病在经络,未及脏腑。

(2)中脏腑:病变深中脏腑,可分为闭证和脱证。

①闭证:气火冲逆,血菀于上,肝风煽张,痰浊壅盛。

②脱证:真气衰微,元阳暴脱。

二、症状与治疗

(一)中经络

(1)症状表现:半身不遂,肌肤不仁,舌强言謇,口角㖞斜;或见面红目赤,眩晕头痛,心烦易怒;或肢体麻木,手足拘急,头晕目眩;或口黏痰多,腹胀便秘;或肢体软弱,偏身麻木,手足肿胀,面色淡白,气短乏力,心悸等。

(2)治疗法则:疏通经络,行气活血。

(3)经穴处方:曲池、足三里、三阴交。

简单配穴		
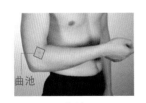	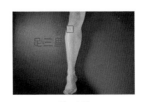	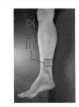
曲池	足三里	三阴交

(二)中脏腑

(1)症状表现:突然昏仆、半身不遂、舌强失语、口角㖞斜;或神志昏迷,牙关紧闭,两手紧握,面赤气粗,喉中痰鸣,二便不通;或面色苍白,瞳神散大,气息微弱,手撒口开,汗出肢冷,二便失禁,苔滑腻,脉散或微。

(2)治疗法则:醒脑开窍,回阳启闭。

(3)经穴处方:内关、神阙、关元。

简单配穴		
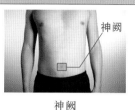	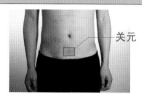	
内关	神阙	关元

三、小贴士

（1）温灸膏治疗本病疗效较为满意，可显著改善患者的神经功能，如肢体运动、语言、吞咽功能等。治疗越早，效果越好。

（2）中风急性期，可出现高热、神昏、心衰、颅内压增高、上消化道出血等情况，应采取综合治疗措施。

（3）治疗期间应配合推拿、理疗等指导患者进行瘫痪肢体的功能锻炼，同时应注意防止压疮，保证呼吸道通畅。

（4）本病应重在预防，如患有"三高"且年逾四十者，应定期检查，加强防治。

第十节　原发性高血压

原发性高血压是指以安静状态下持续性动脉血压增高（BP 140/90 mmHg 或 18.7/12.0 kPa 以上）为主要表现的一种常见的慢性疾病，本病发病率呈逐年上升趋势，且发病年龄趋于年轻化。根据临床上的主要证候、病程转归以及并发症，本病可归属于中医"头痛""眩晕""肝风"等范畴。一般认为与长期工作紧张、精神刺激及遗传有关。

一、病因病机

（一）病因

（1）虚证：阴虚阳亢、气虚血瘀、阴阳两虚。

（2）实证：痰湿壅盛、肝火亢盛。

（二）病机

（1）虚证：久病体虚或阴虚日久，阴损及阳，导致髓脑失于涵养。

（2）实证：素体阳亢阴虚之人，阴亏于下，阳亢于上，阴阳平衡失调；或饮食不节，嗜酒、肥甘，损伤脾胃；或忧思劳倦伤脾，以致脾虚健运失职，聚湿生痰，蒙蔽清窍而发为本病。

二、症状与治疗

（一）虚证

（1）症状表现：眩晕头痛，惊悸，烦躁不安，面红目赤，口苦，尿赤便秘；或眩晕头痛，头重，胸闷，心悸，食少，呕恶痰涎。

（2）治疗法则：益气养阴，调和脏腑。

（3）经穴处方：曲池、关元、三阴交。

简 单 配 穴		
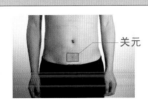		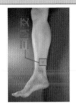
曲池	关元	三阴交

（二）实证

（1）症状表现：眩晕头痛，头重脚轻，耳鸣，五心烦热，心悸失眠，健忘；或面色萎黄，心悸怔忡，气短乏力，纳差，唇甲青紫；或面色萎暗，耳鸣，心悸，动则气急，甚则咳喘，腰腿酸软，失眠或多梦，时有水肿。

（2）治疗法则：祛风化痰，清利头目。

（3）经穴处方：曲池、合谷、太冲。

简 单 配 穴		
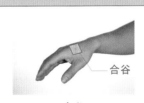		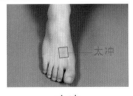
曲池	合谷	太冲

三、小贴士

（1）温灸膏治疗1级高血压疗效较好，对其他各期临床症状也可获得不同程度的改善。对顽固性高血压发展为高血压危象者，应配合药物控制血压；出现高血压危象时宜慎用。

（2）长期服用降压药物者，选用本法治疗时不宜突然停药。应在治疗一段时间后，血压降至正常或接近正常，自觉症状明显好转或基本消失后，在医生指导下酌情减小药量。

（3）由心脑血管疾病、内分泌疾病、泌尿系统疾病等导致的继发性高血压,须与高血压病相区别,应积极治疗原发病。

（4）平素应避免精神刺激和过度劳累,饮食宜以低盐、低脂、清淡为主,力戒烟酒。

第十一节　胃　痛

胃痛,又称"胃脘痛",是临床常见的自觉症状,是以上腹胃脘部疼痛为主要表现的病证,可单独出现,亦可见于多种疾病的过程中。引起胃痛的最常见疾病包括急慢性胃炎、消化性溃疡、胃痉挛、胃扭转、胃下垂、胃黏膜脱垂症、胃神经官能症等。

一、病因病机

（一）病因

（1）实性因素:外邪(寒),伤食,瘀血。

（2）虚性因素:脾胃素虚,胃阴不足。

（二）病机

（1）实性胃痛:胃络阻滞,胃气失和。

（2）虚性胃痛:胃失温润,或失濡养。

二、症状与治疗

（一）实性胃痛

（1）症状表现:上腹胃脘部疼痛暴发,痛势剧,痛处拒按,进食后疼痛加剧。

（2）治疗法则:祛邪,通络,止痛。

（3）经穴处方:中脘、内关、公孙。

简 单 配 穴		
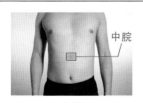	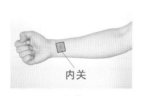	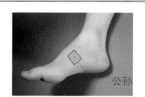
中脘	内关	公孙

（二）虚性胃痛

（1）症状表现：胃脘隐隐作痛，痛势缓，痛处喜按（或喜温），空腹时疼痛加重。

（2）治疗法则：温中健脾，和胃止痛。

（3）经穴处方：中脘、足三里、胃俞。

简 单 配 穴		
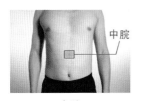	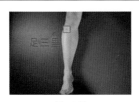	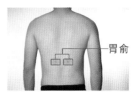
中脘	足三里	胃俞

三、小贴士

（1）胃痛的调理有时可以立即缓解疼痛，有时需要经过一段时间方见疗效，且慢性胃痛需坚持治疗才能取得较好的远期疗效。

（2）胃痛临床表现有时可与肝胆疾病、胰腺炎、心肌梗死等相似，应注意鉴别，以免延误病情。对溃疡病出血、胃穿孔等重症胃痛，应及时采取综合治疗措施或转外科治疗。

（3）平时要注意调理饮食、调畅情志。饮食宜定时，勿过饥、过饱，忌食生冷、刺激性食物，力戒烟酒。

第十二节　呕　　吐

呕吐是以胃气上逆，饮食、痰涎等胃内容物从胃中上涌，自口而出为临床特征的一种病证。有物有声谓之呕，有物无声谓之吐，无物有声谓之干呕，临床上呕与吐常同时出现，多以疾病症状出现。引起呕吐最常见的疾病包括急性胃炎、幽门痉挛（或梗阻）、胃下垂、十二指肠壅积症、胃神经官能症、胆囊炎、胰腺炎等。

一、病因病机

（一）病因

（1）实性因素：外邪（寒、热），食积，痰饮，气郁。

（2）虚性因素：脾胃虚弱，正气不足。

（二）病机

（1）实性呕吐：邪阻中焦，胃气上逆。

(2) 虚性呕吐:气血虚弱,胃失和降。

二、症状与治疗

(一) 实性呕吐

(1) 症状表现:发病急,呕吐量多,吐出的胃内容物多酸臭,或伴见身有寒热。

(2) 治疗法则:祛邪,降逆,止呕。

(3) 经穴处方:内关、中脘、足三里。

简单配穴		
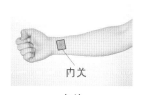	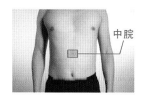	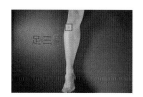
内关	中脘	足三里

(二) 虚性呕吐

(1) 症状表现:发病缓,时作时止,吐出的胃内容物不多,腐臭味不明显。

(2) 治疗法则:补益脾胃,和络止呕。

(3) 经穴处方:肺俞、胃俞、命门。

简单配穴		
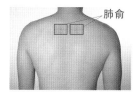	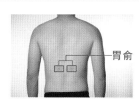	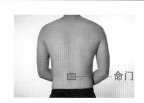
肺俞	胃俞	命门

三、小贴士

(1) 上消化道严重梗阻、癌肿引起的呕吐以及脑源性呕吐等,除用温灸膏外,还应高度重视原发病的治疗。

(2) 平时应注意避免风、寒等外邪或秽浊之气侵袭,忌暴饮暴食,忌食生冷、荤腥、不洁、辛辣、香燥之品,避免精神刺激。呕吐剧烈者,宜卧床休息。

第十三节 呃 逆

呃逆古称"哕",俗称"打嗝",又称"哕逆",是以气逆上冲,喉间连声呃呃,声短而频,患者不能自控为主要临床表现的病证。引起呃逆最常见的疾病包括单纯性膈肌痉挛、胃肠神经官能症、胃炎、胃扩张、胃癌、肝硬化晚期、脑血管病、尿毒症等,胃或食管术后也可见呃逆。

一、病因病机

（一）病因

（1）实性因素:寒积,火热,气郁。

（2）虚性因素:脾胃气虚,胃阴亏损。

（二）病机

（1）实性呃逆:气机受阻,胃失和降。

（2）虚性呃逆:气阴不足,胃气上逆犯膈。

二、症状与治疗

（一）实性呃逆

（1）症状表现:呃声有力,连声而出。

（2）治疗法则:理气和胃,降逆止呃。

（3）经穴处方:膻中、内关、膈俞。

简 单 配 穴		
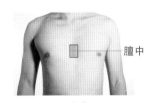	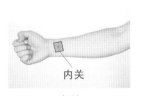	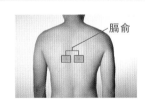
膻中	内关	膈俞

（二）虚性呃逆

（1）症状表现:呃声无力,或气不得续,或口干咽燥。

（2）治疗法则:益气滋阴,和胃止呃。

（3）经穴处方:膻中、中脘、足三里。

处 方 配 穴	
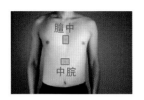	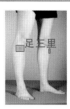

简 单 配 穴		
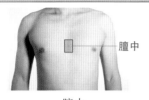	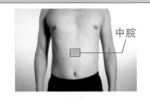	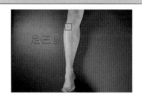
膻中	中脘	足三里

三、小贴士

（1）对于反复发作的慢性、顽固性呃逆，应该积极查清原发病，进行治疗。

（2）年老体弱或慢性久病患者出现呃逆，可能是胃气衰败、病情加重之象，应当引起高度重视，避免耽误抢救时机。

第十四节 腹 痛

腹痛是指胃脘以下、耻骨联合以上部位发生的以疼痛为主要表现的一种病证，亦是临床上的常见症状。由于腹腔脏器众多，腹痛可见于多种脏器疾病。"脐腹痛""小腹痛""少腹痛""环脐而痛""绕脐痛"等均属本病范畴。引起腹痛的最常见的疾病包括急慢性肠炎、胃肠痉挛、肠易激综合征等。

一、病因病机

（一）病因

（1）实性因素：寒邪，食积，气郁，瘀血。

（2）虚性因素：内生虚寒。

（二）病机

（1）实性腹痛：气机不畅，经脉气血阻滞，不通则痛。

（2）虚性腹痛：脏腑经络失养，不荣则痛。

二、症状与治疗

（一）实性腹痛

（1）症状表现：发病急骤，痛势剧烈，拒按。

（2）治疗法则：调气通腑，缓急止痛。

（3）经穴处方：中脘、梁门、上巨虚。

简 单 配 穴		
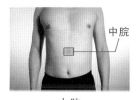 中脘	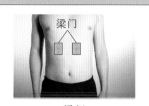 梁门	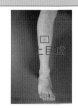 上巨虚

（二）虚性腹痛

（1）症状表现：发病缓慢，病程较长，痛势缠绵，喜温喜按。

（2）治疗法则：温阳化气，和络止痛。

（3）经穴处方：中脘、关元、足三里。

处 方 配 穴	
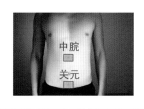	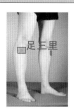

简 单 配 穴		
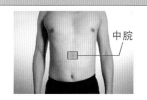 中脘	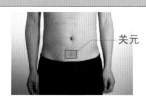 关元	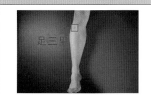 足三里

三、小贴士

（1）温灸膏止痛后应明确诊断，积极治疗原发病，以免延误病情。

（2）急腹症患者在接受治疗时应该严密观察病情，必要时及时采取其他治疗或转手术治疗。

第十五节　腹　泻

腹泻是以大便次数增多，粪质稀溏或完谷不化，甚至泻出物如水样为主要临床特征的病证，是一种常见的脾胃肠病证，四季均可发生，但以夏秋多见，引起腹泻最常见的疾病有急性肠炎、慢性肠炎、肠结核、肠道激惹综合征、慢性非特异性溃疡性结肠炎等。

一、病因病机

（一）病因

（1）实性因素：寒湿，湿热，食滞，郁气。
（2）虚性因素：脾胃虚弱，肾阳虚损。

（二）病机

（1）实性腹泻：湿盛致肠失传导。
（2）虚性腹泻：脾肾虚损，运化失职，升降失调，清浊不分。

二、症状与治疗

（一）实性腹泻

（1）症状表现：腹痛泻下，或肠鸣，或泻下急迫，或腹胀满，或攻窜作痛。
（2）治疗法则：健脾祛邪，利湿止泻。
（3）经穴处方：天枢、大肠俞、上巨虚。

简单配穴		
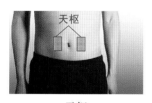	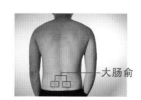	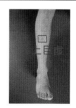
天枢	大肠俞	上巨虚

（二）虚性腹泻

（1）症状表现：大便稀溏，或完谷不化，迁延反复，甚者脐腹冷痛，形寒肢冷。
（2）治疗法则：温肾健脾，益气止泻。

（3）经穴处方：足三里、神阙、天枢。

处 方 配 穴	
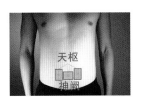	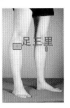
简 单 配 穴		
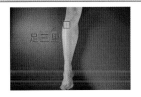	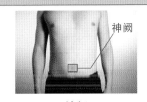	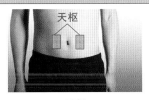
足三里	神阙	天枢

三、小贴士

（1）急性胃肠炎或溃疡性结肠炎等腹泻频繁而出现脱水现象者,应及时配合输液治疗。

（2）治疗期间注意饮食清淡,忌食生冷、辛辣、油腻之品,注意饮食卫生。

第十六节　便　　秘

便秘是指以大便秘结不通,排便时间或周期延长,或有便意但排便困难为临床特征的病证,既是独立的病证,亦是多种急慢性疾病病程中常出现的症状。古文献中"脾约""燥结""秘结"均属此病证范畴。引起便秘最常见的疾病有功能性便秘、肠道激惹综合征、直肠及肛门疾病,药物性、内分泌及代谢性疾病,以及肌力减退等。

一、病因病机

（一）病因

（1）实性因素：热邪,郁气,寒邪。

（2）虚性因素：体弱气虚,阴血亏损。

（二）病机

（1）实性便秘：邪阻大肠,传导不利。

（2）虚性便秘：气虚无力传导，津亏肠燥。

二、症状与治疗

（一）实性便秘

（1）症状表现：大便秘结，排便艰涩，或见腹胀口干、口臭，或见胸胁胀痛，或见腹中冷痛，面色㿠白。

（2）治疗法则：泻邪导滞，顺气通便。

（3）经穴处方：天枢、支沟、照海。

简 单 配 穴		
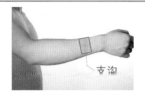	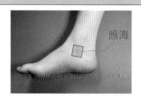	
天枢	支沟	照海

（二）虚性便秘

（1）症状表现：虽有便意，但排出困难，伴见神疲气短，面色白且无华。

（2）治疗法则：益气，滋阴，通便。

（3）经穴处方：天枢、大肠俞、足三里。

简 单 配 穴		
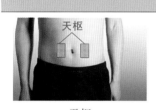	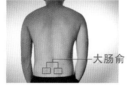	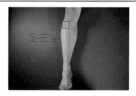
天枢	大肠俞	足三里

三、小贴士

（1）温灸膏治疗功能性便秘效果较好，对于其他疾病引起的便秘应积极治疗原发病。

（2）患者应养成定时排便的习惯，多吃新鲜蔬菜、水果，适当进行体育活动。

第十七节　水　　肿

水肿是指体内水液潴留，泛溢肌肤，引起头面、眼睑、四肢、腹背甚至全身水肿的病证,严重者伴见胸水、腹水。水肿又名"水气",可分为阳水和阴水两大类,是全身气化功能障碍的一种表现。引起水肿最常见的疾病有急、慢性肾炎,慢性充血性心力衰竭、肝硬化、贫血、内分泌失调以及营养障碍等。

一、病因病机

（一）病因

(1) 实性因素:风邪,疮毒,水湿,食积,湿热。

(2) 虚性因素:脾肾阳虚。

（二）病机

(1) 实性水肿:邪伤肺脾,水道失调。

(2) 虚性水肿:脾肾虚损,气化失司。

二、症状与治疗

（一）实性水肿

(1) 症状表现:起病较急,初面目微肿,继而遍及全身,水肿以腰部以上为主,皮肤光亮,按之凹陷易复,胸烦闷,甚者呼吸急促,小便短少而黄。

(2) 治疗法则:健脾利水。

(3) 经穴处方:水分、水道、水泉。

简 单 配 穴		
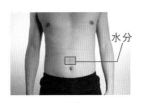	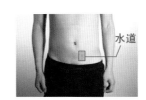	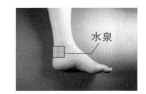
水分	水道	水泉

（二）虚性水肿

(1) 症状表现:起病稍缓,初起足跗微肿,继而腹、背、面部水肿,肿势时起时消,按之凹陷难复,面色晦暗,小便清利或短涩。

(2) 治疗法则:温肾利水。

(3) 经穴处方:水道、复溜、阴陵泉。

简单配穴		
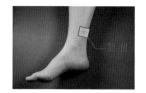		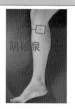
水道	复溜	阴陵泉

三、小贴士

（1）当水肿患者出现胸满腹大、喘咳、心慌、神昏等水饮凌心犯肺症状时，应采取综合治疗措施。

（2）水肿患者初期应无盐饮食，肿势渐退后（约 3 个月）可少盐饮食，待病情好转后逐渐增加摄盐量。

（3）注意养生，慎防感冒，避免劳倦，节制房事。

第十八节　淋　　证

淋证是以小便频数、淋沥不尽、尿道涩痛、欲出未尽、小腹拘急或痛引腰腹为主要特征的病证。引起淋证的最常见的疾病有急性尿路感染、结石、结核病、肿瘤、急性前列腺炎、慢性前列腺炎、膀胱炎、乳糜尿等。历代医家对淋证分类有所不同，根据症状和病因病机，一般分为热淋、石淋、血淋、气淋、膏淋和劳淋六种类型。

一、病因病机

（一）病因

（1）实性因素：湿热，结石，瘀血，郁气。

（2）虚性因素：气虚、肾虚。

（二）病机

（1）实性淋证：湿热蕴结，气化不利。

（2）虚性淋证：肾气虚损，气化失司。

二、症状与治疗

（一）实性淋证

（1）症状表现：尿频，尿急，尿痛；小便或灼热刺痛，或夹有砂石，或尿色深红，或伴见腹胀、少腹拘急、腰腹绞痛。

　　（2）治疗法则：利尿通淋。

　　（3）经穴处方：中极、膀胱俞、阴陵泉。

简单配穴		
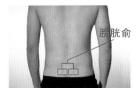		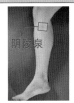
中极	膀胱俞	阴陵泉

（二）虚性淋证

　　（1）症状表现：小便亦涩不甚，但淋沥不尽，时作时止；或伴见小便如米泔水，沉淀如絮状，上浮油脂；或腰膝酸软，神疲乏力。

　　（2）治疗法则：健脾益肾，利水通淋。

　　（3）经穴处方：中极、肾俞、三阴交。

简单配穴		
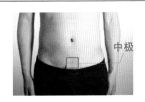	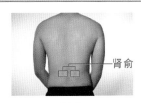	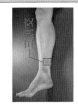
中极	肾俞	三阴交

三、小贴士

　　（1）在本病急性期进行治疗可迅速缓解症状。

　　（2）石淋患者应多饮水，适当多做跑跳运动，促进排石。若并发严重感染，肾功能受损，或结石体积较大，应及时采用综合疗法。

　　（3）膏淋、劳淋、气血虚衰者适当配合中药以补益气血。

第十九节　癃　闭

　　癃闭是指小便量少，点滴而出，甚至小便闭塞不通的病证。小便不利，点滴而短少为"癃"；小便闭塞，点滴不通，病势急骤为"闭"，统称"癃闭"。引起癃闭的常见疾病有各种原因导致的尿潴留和无尿症。

一、病因病机

（一）病因

（1）实性因素：湿热，郁气，浊瘀，肺热。

（2）虚性因素：气虚。

（二）病机

（1）实性癃闭：邪阻下焦，膀胱失司。

（2）虚性癃闭：脾肾气虚，气化失职。

二、症状与治疗

（一）实性癃闭

（1）症状表现：排尿困难，发病急，闭塞不通，小腹胀急而痛。

（2）治疗法则：泻实，行气，通闭。

（3）经穴处方：关元、膀胱俞、阴陵泉。

简单配穴		
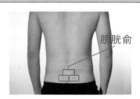 关元	膀胱俞	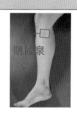 阴陵泉

关元　　　膀胱俞　　　阴陵泉

（二）虚性癃闭

（1）症状表现：排尿困难，发病缓，小便滴沥不爽，排出无力，甚至点滴不通，精神疲惫，短气乏力。

（2）治疗法则：补益脾肾，理气通闭。

（3）经穴处方：关元、命门、三阴交。

简单配穴		
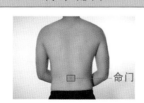 关元	命门	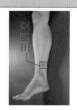 三阴交

关元　　　命门　　　三阴交

三、小贴士

（1）本病治疗后若仍不能排尿，应及时导尿。

（2）癃闭患者多见精神紧张，治疗前应反复做腹肌收缩、松弛交替锻炼，以缓解紧张情绪。

（3）癃闭兼有哮喘、神昏时应密切观察，及时采取综合治疗。

第二十节　尿　失　禁

尿失禁是指在意识清醒状态下小便不能自控而流出的病证，属中医学"小便不禁"范畴。临床上分为"充溢性尿失禁""无阻力性尿失禁""反射性尿失禁""急迫性尿失禁""压力性尿失禁"五类。

一、病因病机

（一）病因

（1）实性因素：湿热，瘀肿。

（2）虚性因素：气虚。

（二）病机

（1）实性尿失禁：瘀阻下焦，膀胱失约。

（2）虚性尿失禁：肺、脾、肾气虚，下元不固。

二、症状与治疗

（一）实性尿失禁

（1）症状表现：小便在清醒状态下不能自控而流出；或伴尿道灼热、小便频数，或伴小腹胀满隐痛，可触及肿块。

（2）治疗法则：清热祛湿，散结固尿。

（3）经穴处方：水道、中极、委阳。

简 单 配 穴		
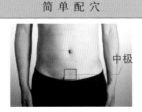	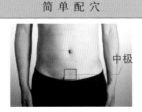	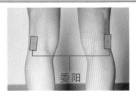
水道	中极	委阳

（二）虚性尿失禁

（1）症状表现：小便不禁，或在咳嗽、谈笑时流出；或感小腹坠胀、气短乏力；或感神疲怯寒，腰膝酸软无力。

（2）治疗法则：补肺健脾，益肾固尿。

（3）经穴处方：肺俞、脾俞、肾俞。

处方配穴
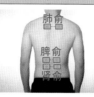

简单配穴

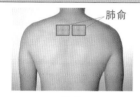 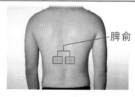 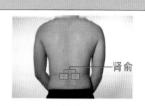

肺俞	脾俞	肾俞

三、小贴士

（1）对于尿失禁要积极针对原发病进行治疗。

（2）患者平时应加强锻炼，适当做收腹、提肛练习。

第二十一节　糖　尿　病

糖尿病是内分泌系统的一种常见的新陈代谢障碍性疾病，以多饮、多食、多尿、消瘦、尿糖及血糖增高为特征。糖尿病可分为原发性和继发性两大类。原发性又分为 1 型糖尿病和 2 型糖尿病（非胰岛素依赖型）；继发性为数不多。糖尿病隶属于中医学"消渴"的范畴。消渴之名，首见于《黄帝内经》。东汉著名医家张仲景在《金匮要略》中将消渴分为三种类型：渴而多饮者为上消；消谷善饥者为中消；口渴、小便如膏者为下消。

一、病因病机

（一）病因

先天禀赋不足，素体阴虚，复因饮食失节、情志不遂或劳逸失调。

（二）病机

（1）上消：燥热在肺，肺燥津伤。

（2）中消：热郁于胃，消灼胃液。

（3）下消：虚火在肾，肾虚精亏。

二、症状与治疗

（一）上消

（1）症状表现：口干舌燥，烦渴多饮，舌尖红、苔薄黄，脉洪数。

（2）治疗法则：养阴润肺，清热生津。

（3）经穴处方：肺俞、胃脘下俞、太渊。

处 方 配 穴

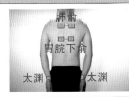

简 单 配 穴		

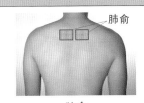 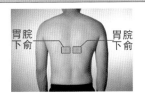 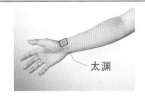

肺俞	胃脘下俞	太渊

（二）中消

（1）症状表现：胃中嘈杂，多食善饥，烦热，汗多，形体消瘦，大便干结，小便量多，混浊而色黄，苔黄而燥，脉滑数。

（2）治疗法则：养阴生津，益胃清火。

（3）经穴处方：脾俞、三阴交、足三里。

简 单 配 穴		

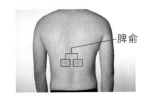 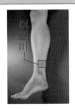 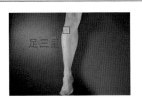

脾俞	三阴交	足三里

（三）下消

（1）症状表现：小便频数、量多、混浊，渴而多饮，头晕，视物模糊，颧红，虚烦，多梦，遗精，腰膝酸软，皮肤干燥，全身瘙痒，舌红、少苔，脉细数。

（2）治疗法则：滋阴益肾。

（3）经穴处方：肾俞、胃脘下俞、复溜。

简 单 配 穴		
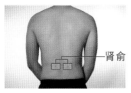肾俞	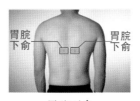胃脘下俞	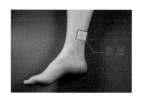复溜

三、小贴士

（1）糖尿病患者的皮肤极易并发感染，在使用温灸膏的过程中应注意温度，防止灼伤皮肤。

（2）严格控制饮食，限制碳水化合物的摄入，饮食增加蔬菜、蛋白质和脂肪类食物。

（3）患者出现恶心、呕吐、腹痛、呼吸困难、嗜睡，甚至出现血压下降、循环衰竭、昏迷、呼吸深大而快、呼出气体中有酮味（如烂苹果味）者，是糖尿病引起的酸中毒，病情凶险。应采取综合措施及时抢救。

第二十二节 单纯性肥胖症

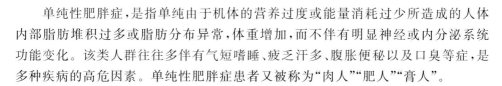

单纯性肥胖症，是指单纯由于机体的营养过度或能量消耗过少所造成的人体内部脂肪堆积过多或脂肪分布异常，体重增加，而不伴有明显神经或内分泌系统功能变化。该类人群往往多伴有气短嗜睡、疲乏汗多、腹胀便秘以及口臭等症，是多种疾病的高危因素。单纯性肥胖症患者又被称为"肉人""肥人""膏人"。

一、病因病机

（一）病因

饮食失节、久坐久卧、年老体衰、先天禀赋不足。

（二）病机

（1）脾胃湿阻：其人素体脾胃虚弱，或饮食不节，虚者益虚，脾胃无以运化，湿阻中焦，发为肥胖。

（2）肝气郁滞：其人情志不畅，肝气失疏，土得木而达，肝气郁结而致脾脏失运，水湿内停，发为肥胖。

（3）脾肾两虚：脾主运化水湿，肾主排泄水湿，脾肾两虚者，其水湿输布、排泄失常，集聚于内，发为肥胖。

二、症状与治疗

（一）脾胃湿阻证

（1）症状表现：肌肉松软，容易疲倦无力，四肢水肿，纳差，产后居多。

（2）治疗法则：健脾益胃，利水渗湿。

（3）经穴处方：中脘、天枢、阴陵泉。

简 单 配 穴		
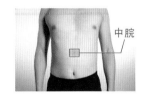	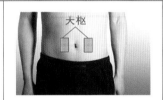	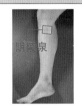
中脘	天枢	阴陵泉

（二）肝气郁滞证

（1）症状表现：常郁闷叹气，容易失眠多梦，容易紧张、烦躁，经常觉得疲倦，女性常有月经失调。

（2）治疗法则：疏肝理脾，运脾，开胃，化痰。

（3）经穴处方：章门、期门、丰隆。

简 单 配 穴		
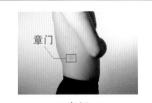	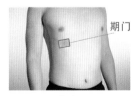	
章门	期门	丰隆

（三）脾肾两虚证

（1）症状表现：颜面虚浮，面色㿠白，神疲乏力，腹胀便溏，自汗，动则更甚，畏寒肢冷，下肢水肿。

（2）治疗法则：温补脾肾，利湿化痰。

（3）经穴处方：脾俞、肾俞、足三里。

处 方 配 穴	
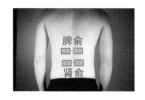	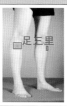

简 单 配 穴		
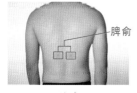	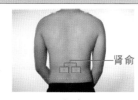	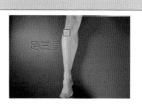
脾俞	肾俞	足三里

三、小贴士

（1）往往使用温灸膏数次即有明显效果，但尚需控制饮食、坚持锻炼方可获得较好的远期疗效。

（2）饮食调理、生活规律和精神调节对单纯性肥胖症的治疗具有重要意义。饮食宜低盐低脂，少食生冷之物。

第二十三节 焦 虑 症

焦虑症又称为焦虑性神经症，是神经症这一大类疾病中最常见的一种，以焦虑情绪体验为主要特征。可分为慢性焦虑（即广泛性焦虑）和急性焦虑（即惊恐发作）两种形式。从以上临床表现来看，中医虽无完整的论述，但相关内容可以在"郁证""百合病""心悸""怔忡""不寐""惊悸""脏躁"等病证记载中找到相关记载。

一、病因病机

（一）病因

心失所养，肝胆气虚，脾失健运，肾精不足。

（二）病机

脏腑功能失调，气机失常致神志不安，其病位涉及五脏。

二、症状与治疗

（1）症状表现：无明确客观对象的紧张担心，坐立不安，还有自主神经功能失调症状，如心悸、手抖、出汗、尿频等，及运动性不安。

（2）治疗法则：益气养血，宁心安神。

（3）经穴处方：神门、内关、三阴交。

简 单 配 穴		
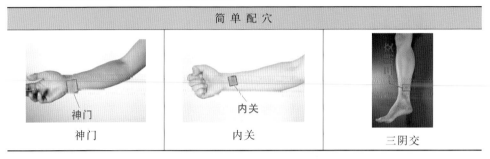		
神门	内关	三阴交

三、小贴士

（1）焦虑症易复发，需要长期巩固维持治疗，属于慢性情绪障碍性疾病。

（2）注意区分正常的焦虑情绪，如焦虑严重程度与客观事实或处境明显不符，或持续时间过长，则可能为病理性的焦虑。

第二十四节　抑　郁　症

抑郁症又称抑郁障碍，以显著而持久的心境低落为主要临床特征，是心境障碍的主要类型。临床可见心境低落与其处境不相称，情绪的消沉可以从闷闷不乐到悲痛欲绝，自卑抑郁，甚至悲观厌世，可有自杀企图或行为，甚至产生木僵状态；部分患者有明显的焦虑和运动性激越；严重者可出现幻觉、妄想等精神病性症状。每次发作持续至少2周，长者甚或数年，多数患者有反复发作的倾向，每次发作大多数可以缓解，部分可有残留症状或转为慢性。

一、病因病机

（一）病因

情志所伤，或伤于肝，或伤于心，或伤于脾。

（二）病机

（1）肝气郁结：肝藏血、主疏泄、性喜条达而恶抑郁，忧思郁怒、愤懑恼怒等情志刺激，均可使肝失条达，气机不畅，肝气郁结。

（2）心失所养：所愿不遂、精神紧张、家庭不睦、遭遇不幸、忧愁悲哀等精神因素，长期刺激，损伤心神，致心失所养。

（3）脾失健运：过度思虑，使脾之气机郁结，运化失职，气血化生不足，气血亏虚，精神失养。

二、症状与治疗

（一）肝气郁结证

（1）症状表现：胸胁胀痛，精神抑郁，烦躁易怒，口苦，胸闷不舒。

（2）治疗法则：疏肝解郁，理气畅中。

（3）经穴处方：太冲、三阴交、太白。

处 方 配 穴

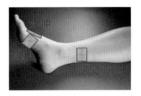

简 单 配 穴

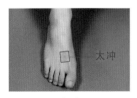 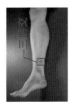 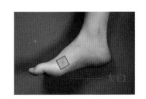

太冲	三阴交	太白

（二）心失所养证

（1）症状表现：心悸、胸闷、胸痛、乏力、善太息、失眠等。

（2）治疗法则：滋阴养血，补心安神。

（3）经穴处方：心俞、肝俞、脾俞。

处 方 配 穴
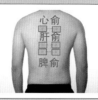

简 单 配 穴		
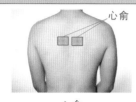	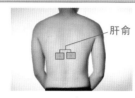	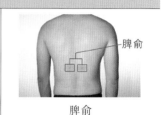
心俞	肝俞	脾俞

（三）脾失健运证

（1）症状表现：郁闷寡欢、无愉快感、心境低落、兴趣低、精力不足、懒散倦怠等一派神气不足的表现。

（2）治疗法则：理气健脾，解郁安神。

（3）经穴处方：中脘、气海、足三里。

处 方 配 穴	
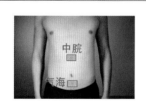	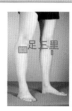

简 单 配 穴		
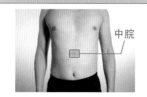	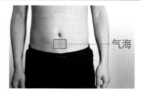	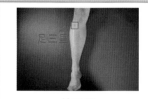
中脘	气海	足三里

三、小贴士

（1）本病是一种心因性的情志病，治疗时不能忽视语言的暗示作用，应该恰如其分地解除患者的思想顾虑,树立战胜疾病的信心。

(2)应做各系统检查和实验室检查以排除器质性疾病,注意与癫病、狂病以及脑动脉硬化、脑外伤等所产生的精神症状鉴别。

第二十五节　慢性疲劳综合征

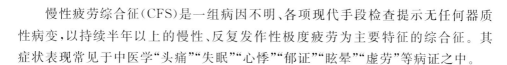

慢性疲劳综合征(CFS)是一组病因不明、各项现代手段检查提示无任何器质性病变,以持续半年以上的慢性、反复发作性极度疲劳为主要特征的综合征。其症状表现常见于中医学"头痛""失眠""心悸""郁证""眩晕""虚劳"等病证之中。

一、病因病机

(一)病因

劳逸过度、情志内伤或复感外邪,致肝、脾、胃功能失调。

(二)病机

肝气不疏,失于条达,肝不藏血,筋无所主,则会出现涉及神经、心血管、运动系统的各种症状。脾为后天之本,主运化,主四肢肌肉。若脾气虚弱,失于健运,精微不布,则肌肉疲惫、四肢倦怠无力。肾为先天之本,藏精、主骨、生髓,肾精不足则骨软无力,精神萎靡。

二、症状与治疗

(1)症状表现:轻度发热,头晕目眩,肌肉疲乏无力或疼痛,咽痛不适,颈前后部或咽峡部淋巴结疼痛,失眠,健忘,精神抑郁,焦虑,情绪不稳定,注意力不集中等。卧床休息不能缓解,影响正常的生活和工作。

(2)治疗法则:疏肝理脾,补益心肾,健脑养神,消除疲劳。

(3)经穴处方:太溪、三阴交、足三里。

简单配穴		
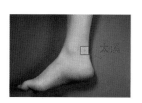	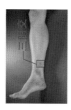	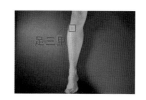
太溪	三阴交	足三里

三、小贴士

（1）温灸膏治疗本病可以较好地缓解躯体疲劳的自觉症状，能调节患者的情绪和睡眠，并在一定程度上改善患者体质虚弱的状况。

（2）除温灸膏治疗以外，还应配合饮食疗法，补充维生素和矿物质；服用中药以及西药（抗抑郁剂、免疫增强剂）等。

（3）保持情绪乐观，避免精神刺激；日常生活要有规律，勿过于劳累；适当参加体育锻炼和各种娱乐活动，有助于本病的康复。

第二十六节　竞技综合征

竞技综合征是在竞技前或竞技过程中由于精神紧张出现的神经、消化、心血管等系统的一系列症状，常见于运动员和学生。其机理主要是个人心理压力和社会环境影响等多因素的刺激，使心理失衡，情绪变化，并通过自主神经、内分泌系统的作用而引起人体一系列的生理异常变化。

一、病因病机

（一）病因

七情内伤，情志偏胜。

（二）病机

思虑过度，气机郁滞，主要累及肝、脾。若脾气受损，就会产生食欲不振、腹胀；若肝气郁结，就会郁闷不舒。

二、症状与治疗

（1）症状表现：头痛，头晕，心悸，失眠，嗜睡，纳差，腹痛，泄泻，出冷汗，气急，烦躁，手抖，肌肉震颤，倦怠乏力，注意力不能集中，甚则运动员在比赛中出现血压升高、晕厥；学生在考前或考试中出现记忆力下降，书写困难，视物模糊，尿频尿急，晕厥等。

（2）治疗法则：补益心脾，疏肝理气，镇静宁神，醒脑益智。

（3）经穴处方：神门、内关、三阴交。

简 单 配 穴		
神门	内关	三阴交

三、小贴士

（1）温灸膏治疗竞技综合征无副作用，不影响运动员药检结果。

（2）竞技综合征由精神紧张引起，因此除了上述治疗外，可配合心理疏导。

第七章　以膏代灸调理骨伤科病证

第一节　扭　伤

扭伤在日常生活中常常发生,特别是在运动过程中比较高发。扭伤是指四肢关节或躯体部的软组织损伤,未见骨折、脱臼、皮肉破损。主要特点是损伤部位疼痛、肿胀,伴有关节活动受限,腰、踝、膝、肩、腕、肘、颈、髋等部位比较容易发生。常引起相应部位的痉挛、撕裂、瘀血肿胀,导致局部肿胀疼痛,甚至关节活动受限。

一、病因病机

剧烈运动或姿势不当导致相应部位的过度牵拉、扭转,进而使局部气血壅滞,肿胀疼痛,活动不利,甚者伤处肌肤发红或青紫。

二、症状与治疗

(一)踝部扭伤

(1)症状表现:扭伤后出现疼痛、肿胀、皮下瘀斑,活动后踝关节疼痛加重。

(2)治疗法则:祛瘀消肿,活血止痛。

(3)经穴处方:申脉、丘墟、解溪。

处 方 配 穴
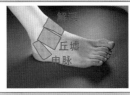

简 单 配 穴		
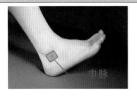	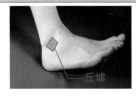	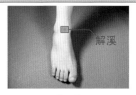
申脉	丘墟	解溪

（二）膝部扭伤

（1）症状表现：可出现局部肿胀、疼痛，行走受限等相关症状。

（2）治疗法则：祛瘀消肿，活血止痛。

（3）经穴处方：犊鼻、血海、梁丘。

处 方 配 穴
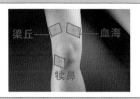

简 单 配 穴		
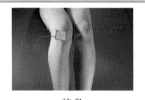	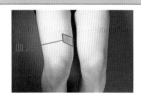	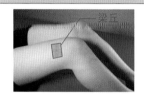
犊鼻	血海	梁丘

（三）肩部扭伤

（1）症状表现：肩部肿胀、疼痛逐渐加重，甚者可出现局部瘀肿，皮下常出现青紫，关节功能暂时性受限。

（2）治疗法则：祛瘀消肿，活血止痛。

（3）经穴处方：肩髃、肩髎、肩井。

处 方 配 穴
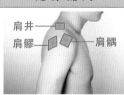

简 单 配 穴		
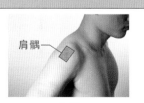	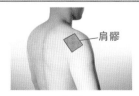	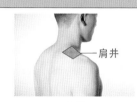
肩髃	肩髎	肩井

（四）肘部扭伤

（1）症状表现：肘部广泛疼痛，可呈弥漫性肿胀，甚者出现青紫色瘀斑。肘关节处于半屈伸位，活动障碍。

（2）治疗法则：祛瘀消肿，活血止痛。

（3）经穴处方：尺泽、小海、手三里。

处 方 配 穴

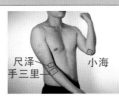

简 单 配 穴

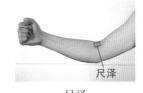 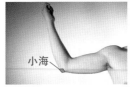

尺泽	小海	手三里

（五）腕部扭伤

（1）症状表现：腕部疼痛，活动受限，局部可出现青紫色肿胀。

（2）治疗法则：祛瘀消肿，活血止痛。

（3）经穴处方：阳溪、阳池、大陵。

处 方 配 穴

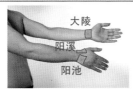

简 单 配 穴

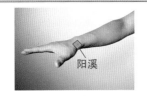 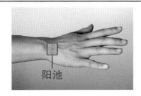 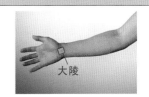

阳溪	阳池	大陵

三、小贴士

（1）根据扭伤或疼痛部位的经脉循行，可以配合循经远取，如腰部正中扭伤病在督脉，可远取人中、后溪；也可在其上下循经邻近取穴，如膝内侧扭伤病在足太阴脾经者，除用阿是穴外，可在扭伤部位之上取血海、其下取阴陵泉，以疏通脾经气血。

（2）受伤后要适当限制扭伤部位活动，避免加重损伤。扭伤早期应配合冷敷止血，24 小时内禁止热敷，24 小时后予以热敷以助消散。

（3）若疼痛、肿胀、青紫仍不断加重，则需尽早就医。

第二节　落　枕

落枕是一种常见病，常常入睡时无任何症状，晨起后却感到项背部明显酸痛，颈部活动受限，甚至只能保持一个姿势，难以活动，又称"失枕""失颈"。

本病可见于西医学的颈肌劳损、颈肌风湿病、颈部扭挫伤、颈椎退行性变以及颈椎小关节滑膜嵌顿、半脱位或肌肉筋膜的炎症等疾病所引起的颈项强痛和活动障碍。

一、病因病机

本病多由睡眠姿势不当，或枕头高低不适，引起颈部气血不和，颈部筋脉拘急，从而导致颈部活动僵硬、疼痛。另一方面，也可因外界风寒侵袭颈部筋肉，导致局部经气不调而致。

二、经穴处方

经穴处方：大椎、肩井、悬钟、阿是穴。

简 单 配 穴		
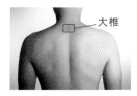 大椎	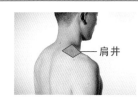 肩井	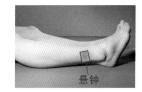 悬钟

三、小贴士

（1）枕头的高度要适当，枕头的高低软硬对颈椎有直接影响，最佳的枕头高度应该是能支撑颈椎的生理曲线，并保持颈椎的平直。可保持高度为8～10厘米，不能使颈部脱空。

（2）要注意颈部保暖，寒冷刺激会使肌肉血管痉挛，加重颈部板滞疼痛。夜间睡眠时应注意防止颈肩部受凉。

（3）要保持正确的姿势，减少劳累，避免损伤。低头时间不要过长，伏案工作后要多活动颈部，可以做颈椎操。

第三节　颈　椎　病

颈椎病又称"颈椎综合征"，是一种以退行性病理改变为基础的疾病，通常将颈椎骨关节炎、增生性颈椎炎、颈神经根综合征、颈椎间盘脱出症总称为颈椎病。颈椎长期劳损、骨质增生，或椎间盘脱出、韧带增厚，致使颈椎脊髓、神经根或椎动脉受压，导致出现一系列功能障碍。中医学中，颈椎病通常对应于"项强""颈筋急""颈肩痛""头痛""眩晕"等病证。

一、病因病机

（一）病因

本病主要由于年老体衰、肝肾不足、筋骨失养，或久坐耗气、劳损筋肉，或感受外邪、客于经脉，或扭挫损伤、气血瘀滞，导致颈部经脉痹阻不通。

（二）病机

（1）风寒痹阻：夜寐露肩或久卧湿地，感受寒邪，寒邪痹阻经络而致病。

（2）劳伤血瘀：有外伤史或久坐低头职业者，长期固定于不当姿势，引起局部气血瘀滞，经脉痹阻不通。

（3）肝肾亏虚：素体肝肾亏虚，气血不足，不荣则痛，亦可出现头部、肢体经脉失养而导致一系列症状。

二、症状与治疗

治疗以颈项局部取穴为主，主穴：大椎、肩井、天宗、阿是穴。

处 方 配 穴
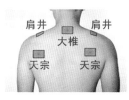

简 单 配 穴
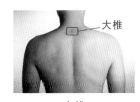 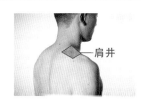 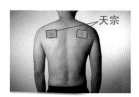
大椎　　　　　　　　　肩井　　　　　　　　　天宗

（一）风寒痹阻证

（1）症状表现：颈强脊痛，肩臂酸楚，颈部活动受限，甚则手臂麻木发冷，遇寒加重。或伴形寒怕冷、全身酸楚。舌苔薄白或白腻，脉弦紧。

（2）治疗法则：祛风散寒，舒筋活络。

（3）经穴处方：主穴基础上加风门、风府。

处 方 配 穴	简 单 配 穴	
		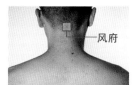
	风门	风府

（二）劳伤血瘀证

（1）症状表现：颈项、肩臂疼痛，甚则放射至前臂，手指麻木，劳累后加重，项部僵直或肿胀，活动不利，肩胛冈上下窝及肩峰有压痛，舌质紫暗有瘀点，脉涩。

（2）治疗法则：祛瘀活血，通络止痛。

（3）经穴处方：主穴基础上加用膈俞、合谷、太冲。

简 单 配 穴		
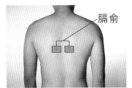 膈俞	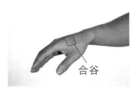 合谷	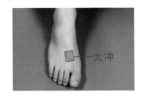 太冲

（三）肝肾亏虚证

（1）症状表现：颈项、肩臂疼痛，四肢麻木乏力。伴头晕眼花、耳鸣、腰膝酸软、遗精、月经不调。舌红、少苔，脉细弱。

（2）治疗法则：补益肝肾，生血养筋。

（3）经穴处方：主穴基础上加用肝俞、肾俞、足三里。

处 方 配 穴		
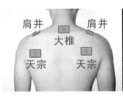	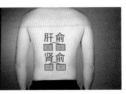	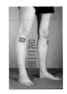

简 单 配 穴		
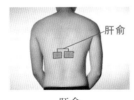 肝俞	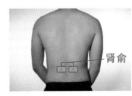 肾俞	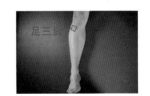 足三里

三、小贴士

（1）长期伏案工作者容易患颈椎病，这部分人群要特别注意颈部的保健。工作一段时间后要多活动颈部，放松颈部肌肉。

（2）要注意枕头的高度，以一拳为度，过高过低都会导致颈椎受力不佳，加重颈椎负荷，引起颈椎病。

（3）平时注意局部的保暖，避免颈部受凉。

第四节　肩关节周围炎

肩关节周围炎简称肩周炎,好发年龄在 50 岁左右,是指肩部酸重疼痛及肩关节活动受限、强直的临床综合征。肩周炎是以肩关节疼痛和活动不便为主要症状的常见病证,多见于体力劳动者,其发生与慢性劳损有关,患者可有外伤史。主要病理变化系慢性退行性改变,多继发于肱二头肌腱腱鞘炎、冈上肌腱炎或肩峰下滑囊炎,某些患者与感染性病灶或内分泌功能有关。肩关节可存在广泛压痛,并向颈部及肘部放射,还可出现不同程度的三角肌萎缩。中医学中,肩周炎属于"肩痹"范畴,根据其发病原因、临床表现和发病年龄等特点有"漏肩风""肩凝症""冻结肩""五十肩"之称。

一、病因病机

五旬之人,正气不足,营卫渐虚,若局部感受风寒,或劳累闪挫,或习惯偏侧而卧,筋脉受到长期压迫,遂致气血阻滞而成肩痹。肩痛日久,局部气血运行不畅,气血瘀滞,以致患处肿胀粘连,最终导致关节僵直,肩臂不能举动。

二、症状与治疗

(1)症状表现:早期以肩部剧烈疼痛为主,功能活动尚可。随着疾病的进展,肩部活动逐渐受限,后期则以肩部功能障碍为主,手臂上举、前伸、外旋、后伸等动作均受限制,疼痛反而减轻。亦可出现向颈部和整个上肢的放射痛,日轻夜重,患肢畏风寒,手指麻胀。

(2)治疗法则:舒筋通络,行气活血。

(3)经穴处方:肩髃、肩髎、肩井。

处 方 配 穴

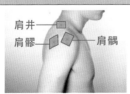

简 单 配 穴

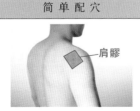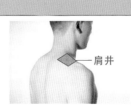

肩髃	肩髎	肩井

三、小贴士

（1）患有肩周炎时，规律锻炼是不可缺少的环节，它对于治疗效果有着非常重要的作用，可每日练习 2～3 次"手指爬墙"活动，亦可同时进行关节功能练习，包括主动与被动外展、旋转、伸屈及环转运动。

（2）要注意肩部的保暖，免受风寒的侵袭。

第五节　肱骨外上髁炎

有一种疾病，在网球运动员、打字员、木工、钳工、矿工中特别容易出现，这就是肱骨外上髁炎，俗称"网球肘"。以肘关节外侧前臂伸肌起点处肌腱炎症疼痛为主要症状，前臂伸肌重复用力，而引起慢性撕拉伤，导致疼痛，且在用力抓握或提举物体时疼痛加重。

在中医学中，肱骨外上髁炎属于"肘劳"范畴，本病主要由慢性劳损引起。肘关节长期劳作，以致劳伤气血，血不荣筋，筋脉失却濡养，风寒之邪乘虚侵袭肘关节，手三阳经筋受损而发为本病。

一、病因病机

劳累汗出、营卫不固、寒湿侵袭肘部经络，使气血阻滞不畅；长期从事旋前、伸腕等剧烈活动，使筋脉损伤、瘀血内停等均能导致肘部经气不通，不通则痛。

二、症状与治疗

（1）症状表现：疼痛以活动时为重，肘关节外侧逐渐出现疼痛，握物无力，用力握拳及做前臂旋转动作如拧毛巾时疼痛加剧，可向前臂或肩臂部放射。局部肿胀不明显，有明显而固定的压痛点，有时在腕关节背伸时于手背加压可引起疼痛，肘关节活动不受限。

（2）治疗法则：舒筋活血，通络止痛。

（3）经穴处方：曲池、手三里、合谷、阿是穴。

处 方 配 穴

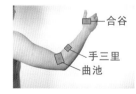

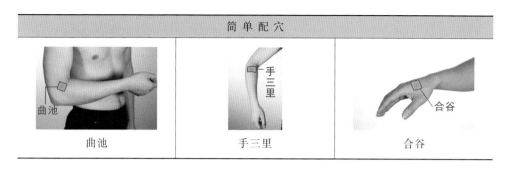

简 单 配 穴		
曲池	手三里	合谷

三、小贴士

（1）患有肱骨外上髁炎时，要注意休息，避免引起疼痛的活动，疼痛消失前不要运动，尤其是禁打网球。

（2）急性加重期可配合冰敷疗法，冰袋敷肘外侧，1 天 3 次，每次 10～15 分钟，注意勿冻伤皮肤。

（3）若疼痛仍得不到缓解或病情加重，应及时去医院就诊。

第八章 以膏代灸调理外科病证

第一节 带 状 疱 疹

带状疱疹是由水痘-带状疱疹病毒引起的一种以簇集状丘疱疹、局部刺痛为特征的急性疱疹性皮肤病。中医学称本病为"蛇丹""蛇串疮""蜘蛛疮""缠腰火丹"，是感受风火或湿毒之邪引起，与情志、饮食、起居失调等因素有关。

一、病因病机

（一）病因

（1）外感因素：感受风火或湿毒之邪。

（2）内伤因素：情志、饮食、起居失调。

（二）病机

（1）肝经郁热：肝气郁结、郁而化热。

（2）脾经湿热：脾失健运，湿浊内停，起居不慎，卫外功能失调。

（3）瘀血阻络：肝火脾湿郁于内，毒邪乘虚侵于外，经络瘀阻于腰腹之间，气血凝滞于肌肤之表。

二、症状与治疗

（一）肝经郁热证

（1）症状表现：皮损鲜红，疱壁紧张，灼热刺痛，口苦咽干，烦躁易怒，大便干，小便黄，苔黄，脉弦滑数。

（2）治疗法则：清利肝胆湿热。

（3）经穴处方：太冲、侠溪、阳陵泉。

处 方 配 穴
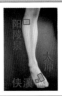

简 单 配 穴		
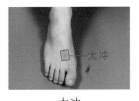	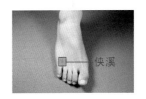	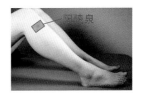
太冲	侠溪	阳陵泉

（二）脾经湿热证

（1）症状表现：皮损色淡，疱壁松弛，口渴不欲饮，胸脘痞满，纳差，大便时溏，舌红、苔黄腻，脉濡数。

（2）治疗法则：健脾运湿，化瘀止痛。

（3）经穴处方：大都、阴陵泉、血海。

处 方 配 穴

简 单 配 穴		
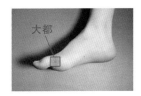		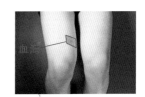
大都	阴陵泉	血海

（三）瘀血阻络证

（1）症状表现：皮疹消退后局部仍疼痛不止，伴心烦不寐。舌紫暗、苔薄白，脉弦细。

（2）治疗法则：活血，化瘀，止痛。

（3）经穴处方：膈俞、委中、血海。

简单配穴		
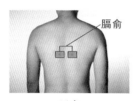 膈俞	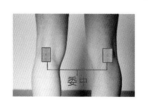 委中	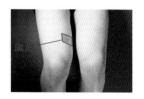 血海

三、小贴士

（1）若疱疹处皮损严重，可在患处用2%龙胆紫涂擦，防止继发感染。组织病或恶性肿瘤合并本病时，应采取中西医结合综合治疗措施。

（2）本病应与湿疹、单纯疱疹、接触性皮炎、虫咬皮炎等相鉴别。

第二节　湿　疹

湿疹又称"湿疮"，属于中医学"癣疮"范畴，是一种呈多形性皮疹倾向、湿润、剧烈瘙痒、易于复发和慢性化的过敏性炎症性皮肤病。因其症状及病变部位的不同，名称各异。中医学认为，本病是因禀赋不足，风湿热邪客于肌肤而成。湿邪是主要病因，涉及脏腑主要为脾。

一、病因病机

（一）病因

（1）外感因素：风湿热邪。湿邪是主要病因。

（2）内伤因素：禀赋不足。

（二）病机

禀赋不足，风湿热邪客于肌肤而成。

二、症状与治疗

（一）脾虚湿蕴证

（1）症状表现：发病较缓，皮损潮红，瘙痒，抓后糜烂，可见鳞屑，伴纳少神疲，腹胀便溏，舌淡白胖嫩、边有齿痕，苔白腻，脉濡缓。

（2）治疗法则：健脾利湿。

（3）经穴处方：足三里、太白、脾俞。

简 单 配 穴		
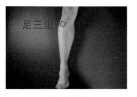	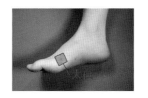	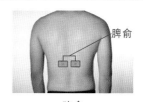
足三里	太白	脾俞

（二）血虚风燥证

（1）症状表现：病情反复发作，病程较长，皮损色暗或色素沉着，粗糙肥厚，呈苔藓样变，剧痒，皮损表面有抓痕、血痂和脱屑。伴头昏乏力、腰酸肢软、口干不欲饮。舌淡、苔白，脉弦细。

（2）治疗法则：养血润燥。

（3）经穴处方：膈俞、肝俞、血海。

简 单 配 穴		
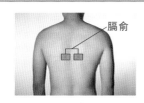	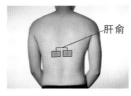	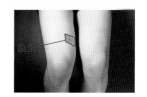
膈俞	肝俞	血海

三、小贴士

（1）患处应避免搔抓，忌用热水烫洗或用肥皂等刺激物洗涤，忌用不适当的外用药。

（2）避免外界刺激，回避致敏因素。不穿尼龙、化纤内衣和袜子。忌食鱼虾和饮浓茶、咖啡、酒类等。

（3）畅达情志，避免精神紧张，防止过度劳累。

第三节　荨　麻　疹

荨麻疹又称"风疹块""风团疙瘩"，是一种由于皮肤黏膜小血管扩张及渗透性增强而引起的局限性、一过性水肿反应。本病属于中医学"风瘙瘾疹"的范畴，以皮肤突起风团、剧痒为主要特征。一年四季均可发生，尤以春季为发病高峰。中医学认为,本病发生的内因为禀赋不足,外因以风邪为患。

一、病因病机

(一)病因

(1) 外感因素:感受风寒或风热之邪。

(2) 内伤因素:饮食不节,卫表不固,情志不遂,脾气虚弱,冲任失调。

(二)病机

(1) 急性荨麻疹:风寒或风热之邪客于肌肤,营卫不和;饮食不节,肠胃湿热,郁于皮肤腠理而发。

(2) 慢性荨麻疹:情志不遂,肝郁不舒,郁久化火,耗伤阴血;或脾气虚弱,湿热虫积;或冲任失调,经血过多;或久病耗伤气血等,致营血不足,生风生燥,肌肤失养而成。

二、症状与治疗

(一)风热犯表证

(1) 症状表现:风团色红,灼热剧痒,遇热加重,发热,咽喉肿痛,苔薄黄,脉浮数。

(2) 治疗法则:疏风清热,调和营卫。

(3) 经穴处方:大椎、膈俞、曲池。

处 方 配 穴
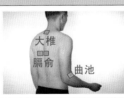

简 单 配 穴		
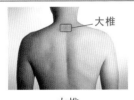	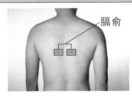	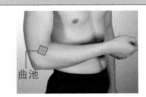
大椎	膈俞	曲池

(二)风寒束表证

(1) 症状表现:风团色白,遇风寒加重,得暖则减,恶寒,舌淡,苔薄白,脉浮紧。

（2）治疗法则：疏风散寒，调和肺卫。

（3）经穴处方：血海、膈俞、风门。

简单配穴		
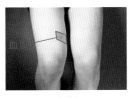	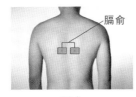	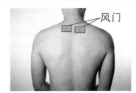
血海	膈俞	风门

（三）血虚风燥证

（1）症状表现：风疹反复发作，迁延日久，午后或夜间加剧，心烦少寐，口干，手足心热，舌红、少苔，脉细数无力。

（2）治疗法则：益气养血，润燥祛风。

（3）经穴处方：血海、脾俞、足三里。

简单配穴		
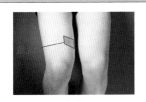	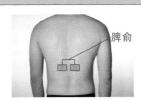	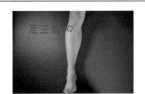
血海	脾俞	足三里

（四）肠胃实热证

（1）症状表现：风团色红，成块成片，脘腹疼痛，恶心呕吐，便秘或泄泻，苔黄腻，脉滑数。

（2）治疗法则：清泻胃肠，通调腑气。

（3）经穴处方：膈俞、内关、支沟。

处方配穴
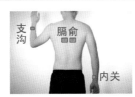

简 单 配 穴		
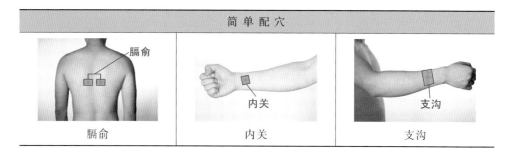		
膈俞	内关	支沟

三、小贴士

（1）对慢性荨麻疹应查明原因，针对慢性感染灶、肠道寄生虫、内分泌失调等原因给予相应治疗。若出现胸闷、呼吸困难等，应采取综合治疗。

（2）在治疗期间应避免接触过敏性物品及药物。

（3）忌食鱼腥、虾蟹、酒类、咖啡、葱蒜辛辣等刺激性食物，保持大便通畅。

第四节　神经性皮炎

神经性皮炎是一种皮肤神经功能障碍性疾病，以皮肤肥厚、皮沟加深、苔藓样变和阵发性剧烈瘙痒为特征。根据皮损范围大小，临床分为局限性神经性皮炎和播散性神经性皮炎两种。西医学认为，本病与大脑皮层兴奋与抑制过程平衡失调有关。精神因素被认为是主要的诱因，情绪紧张、神经衰弱、焦虑都可促使皮损发生或复发。本病隶属于中医学"牛皮癣""顽癣"范畴。

一、病因病机

（一）病因

本病多因情志不遂、肝气郁结、郁而化火，日久耗血伤阴，血虚化燥生风，肌肤失去濡养而发病；也有因风热外袭、蕴阻肌肤而发病者。

（二）病机

（1）血虚风燥：情志郁而不达，化热生火，日久则耗伤阴血。营血不足，化燥生风，肌肤失养，经脉失疏，故发斑疹皮炎，奇痒难忍。

（2）阴虚血燥：热毒蓄久，内不得疏泄、外不得透达，以致津液营血耗伤。肌肤失于润养，而见局部剧痒，出现暗红色鳞屑性斑块，甚至脱干燥皮屑。

（3）肝郁化火：肝气郁滞，郁而化火，火热伏营血，而生风化燥，致皮肤瘙痒。

（4）风热蕴阻：风邪外袭体表，郁于肌腠而化热，致营血热盛，经脉充斥，体发斑疹。若风邪久羁，伏于肌肤腠理，经脉失和，导致伤营耗血，则久病不愈。

二、症状与治疗

（1）症状表现：本病多见于成年人，好发于项后两侧、肘膝关节，但亦可发于眼周和尾骶等处。皮损初起为正常皮色或淡红色扁平丘疹，呈圆形或多角形，密集成片，边缘清楚。日久局部皮肤增厚、干燥粗糙、纹理加深，形成苔藓样变，表面有少许鳞屑。自觉阵发性剧烈瘙痒，尤以夜间及安静时为重。

①血虚风燥证：丘疹融合，成片成块，表面干燥，色淡或灰白，皮纹加深，上覆鳞屑，剧烈瘙痒，夜间尤甚，女性或兼有月经不调，舌淡、苔薄，脉濡细。

②阴虚血燥证：皮损日久不退，呈淡红色或灰白色，局部干燥肥厚，甚则泛发全身，剧烈瘙痒，夜间尤甚，舌红、少苔，脉弦数。

③肝郁化火证：皮损色红，心烦易怒或精神抑郁，失眠多梦，眩晕，口苦咽干，舌红，脉弦数。

④风热蕴阻证：皮疹呈淡褐色，皮损成片，粗糙肥厚，阵发性剧痒，夜间尤甚，舌苔薄黄，脉浮数。

本病病程较长，常数年不愈，发展及扩大到一定程度后就长期不变，也有的在数周内自行消退而不留任何痕迹，但易反复发作。

（2）治疗法则：祛风止痒。

（3）经穴处方：大椎、曲池、膈俞。

简 单 配 穴		
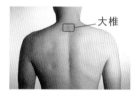	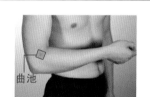	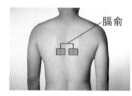
大椎	曲池	膈俞

三、小贴士

（1）温灸膏对本病有较好的近期疗效，能通过调整神经系统的兴奋、抑制功能，起到明显镇静、止痒的作用。

（2）患者应保持精神安定，皮损处避免搔抓，忌用热水洗烫和用刺激性药物外擦。

（3）多食新鲜蔬菜、水果，忌食辛辣、海鲜等刺激之品，戒烟限酒。

第五节　痤　疮

痤疮又称"粉刺""青春痘",是青春期男女常见的一种毛囊及皮脂腺的慢性炎症。好发于颜面、胸背,可形成黑头粉刺、丘疹、脓疱、结节、囊肿等损害,常伴有皮脂溢出。青春期以后,大多自然痊愈或减轻。其发病机理尚未完全清楚,初步认为与遗传因素密切相关,与内分泌因素、皮脂分泌过多、毛囊内微生物等也有一定的关系。

一、病因病机

（一）病因

本病病位在肌肤腠理,与肺、脾、胃、肠关系密切。基本病机为热毒郁蒸肌肤所致。本病的发生常与先天禀赋不足、冲任不调、过食辛辣厚味等有关。

（二）病机

（1）肺经风热:多为痤疮的初发原因,但也可为复发的诱因。人在青春期,生机旺盛,由于先天禀赋不足,肺经风热蕴盛,风热为阳邪,其性善动炎上,故风热多侵犯人体上部(颜面部),阻塞毛孔,局部皮肤郁闭蕴塞而成痤疮。

（2）湿热蕴结:饮食不节,过食肥甘厚味等滋腻之品可使湿邪滞留于大肠中,久则郁而生热,大肠之积热上蒸于肺胃,最终导致肺胃血热,面生粉刺、丘疹、脓疱。

（3）痰湿凝滞:痤疮日久不愈,耗气伤阴,阴虚则生热,日久煎熬津液而成痰。痰湿互结,阻滞气机的运行和经络的畅通,阻于局部,形成结节、囊肿、瘢痕,累累相连。

（4）冲任不调:冲任不调易生血热,血热日久或耗伤阴津,阴虚导致血虚;或灼伤脉络,造成离经之血而致瘀血。循环往复,月事不能以时下时,则病情加重,故患者此时皮损的症状比平时有所增多或加重。

二、症状与治疗

（1）症状表现:病变多发生在皮脂腺丰富的部位,如面部、胸部、背部等。初起为粉刺(黑头粉刺较为常见,表现为毛孔中出现小黑点,用手挤压可挤出黄白色脂栓;白头粉刺呈灰白色小丘疹,无黑头,不易挤出脂栓),在发展过程中可演变为炎性丘疹、脓疱、结节、囊肿、瘢痕等。若炎症明显时则可引起疼痛及触痛。

①肺经风热证:丘疹多发于颜面、胸背上部,色红,或有痒痛,舌红、苔薄黄,脉浮数。

②湿热蕴结证:丘疹红肿疼痛,或有脓疱。伴口臭、便秘、尿黄。舌红、苔黄腻,脉滑数。

③痰湿凝滞证:丘疹以脓疱、结节、囊肿、瘢痕等多种损害为主。伴有纳呆、便溏。舌淡、苔腻,脉滑。

④冲任不调证:女性患者经期皮疹增多或加重,经后减轻。伴有月经不调、痛经。舌暗红、苔薄黄,脉弦数。

(2)治疗法则:清热解毒,散结消痤。

(3)经穴处方:大椎、合谷、曲池。

处 方 配 穴
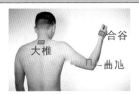

简 单 配 穴		
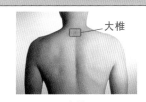	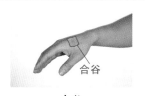	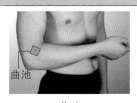
大椎	合谷	曲池

三、小贴士

(1)温灸膏对本病有一定的疗效,部分患者可达到治愈目的。轻症注意保持面部清洁卫生即可,无须治疗。

(2)本病以脂溢性为多,治疗期间禁用化妆品及外擦膏剂。宜用硫磺皂和温水洗面,以减少油脂附着面部,堵塞毛孔。

(3)严禁用手挤压丘疹,以免引起继发感染,遗留瘢痕。

(4)忌食辛辣、油腻及糖类食品,多食新鲜蔬菜及水果,保持大便通畅。

第六节 皮肤瘙痒症

皮肤瘙痒症是指皮肤无原发性损害,仅以皮肤瘙痒为主的神经功能障碍性皮肤病。临床上分全身性瘙痒和局限性瘙痒两大类。其发病原因十分复杂,局限性瘙痒多与局部摩擦刺激、细菌、寄生虫或神经官能症有关;全身性瘙痒多与慢性疾病如糖尿病、肝胆病、尿毒症、恶性肿瘤等有关。部分病例与工作环境、气候变化、饮食、药物过敏有关。好发于下肢,病程较长,冬季发病,春季好转。

一、病因病机

(一) 病因

禀赋不足、风邪外袭、饮食不节、情志内伤。

(二) 病机

脾虚卫弱、肝肾阴虚、气血两燔。

二、症状与治疗

(一) 脾虚卫弱证

(1) 症状表现:阵发性瘙痒,遇风触冷瘙痒加剧,食欲不振,气短无力,舌淡、苔白,脉细弱。

(2) 治疗法则:健脾固卫。

(3) 经穴处方:风市、脾俞、肺俞。

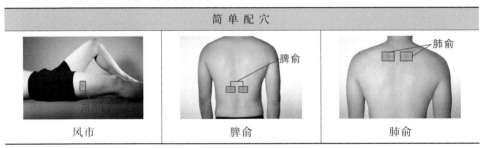

简 单 配 穴		
风市	脾俞	肺俞

(二) 肝肾阴虚证

(1) 症状表现:以夜间瘙痒为主,皮肤干燥多屑、肥厚呈草席状,腰酸膝软,夜寐不安,舌淡、苔黄,脉沉细。

(2) 治疗法则:滋养肝肾,养血润肤。

(3) 经穴处方:风市、肝俞、肾俞。

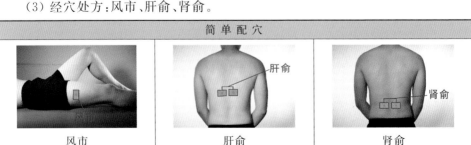

简 单 配 穴		
风市	肝俞	肾俞

三、小贴士

（1）本病应与湿疹、皮炎、荨麻疹、疥疮、脂溢性皮炎等相鉴别。

（2）避免过度搔抓，以防抓破皮肤，继发感染。

（3）避免用碱性强的肥皂洗浴，且忌热水烫洗。

（4）内衣要选用柔软宽松的棉织品或丝织品，不宜选用毛织品。

（5）忌食辛辣刺激性食物及饮浓茶，少食鱼、虾等发物，多吃蔬菜、水果，力戒烟酒。

第七节　流行性腮腺炎

　　流行性腮腺炎是病毒引起的急性腮腺非化脓性传染病，以耳下腮部肿胀疼痛为主要特征。本病有2周左右的潜伏期。前驱症状可见发热，头痛，口干，纳差，呕吐，全身疲乏等。继而一侧耳下腮部肿大、疼痛，咀嚼困难，触之肿块边缘不清、中等硬度，有弹性，压痛，4～6天后肿痛或全身症状逐渐消失。本病主要通过飞沫传播。一般为单侧发病，少数也可波及对侧，致两侧同时发病。发病以学龄前后小儿为多。成年人发病症状往往较儿童重，如治疗不及时，部分患者可并发脑膜炎、睾丸炎、卵巢炎等。绝大多数患者可获得终生免疫，也有少数反复发作者。

一、病因病机

（一）病因

外感风温邪毒。

（二）病机

邪毒壅阻少阳经脉，与气血相搏，凝滞耳下腮部。

二、症状与治疗

（一）热毒袭表证

（1）症状表现：耳下腮部漫肿疼痛，皮色不红，压之有弹性感，张口困难，咀嚼不便。伴有恶寒发热、咽红等全身轻度不适。舌尖红、苔薄白或微黄，脉浮数。

（2）治疗法则：清热解表，疏风散毒。

（3）经穴处方：翳风、颊车、外关。

处 方 配 穴

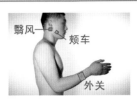

简 单 配 穴		
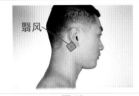 翳风	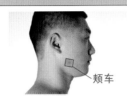 颊车	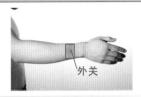 外关

（二）毒邪下注证

（1）症状表现：腮部肿胀，发热，烦躁，口苦咽干，男性睾丸肿痛，女性少腹痛，舌红、苔黄，脉弦数。

（2）治疗法则：泻厥阴之气，化瘀止痛。

（3）经穴处方：翳风、太冲、期门。

简 单 配 穴		
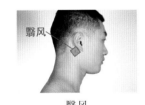 翳风	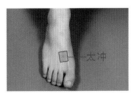 太冲	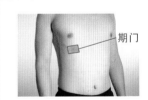 期门

三、小贴士

（1）本病传染性很强，患病儿童应注意隔离。

（2）发病期间宜清淡饮食，多饮水，保持大便通畅。

第八节　乳腺增生病

乳腺增生病是以乳房疼痛、肿块为主要特点的内分泌障碍性疾病。主要是女性激素代谢障碍,尤其是雌、孕激素比例失调,使乳腺实质增生过度和复旧不全,或部分乳腺实质成分中女性激素受体的质和量出现异常,使乳房各部分的增生程度参差不齐所致。部分患者的病情与月经周期有关。

一、病因病机

(一)病因

肝郁痰凝、冲任失调。

(二)病机

(1)肝郁痰凝:情志不遂导致肝气郁结,气机阻滞;思虑伤脾,脾失健运,痰浊内生从而导致肝郁痰凝。

(2)冲任失调:经水逆乱,乳房痰浊凝结。

二、症状与治疗

(一)肝郁痰凝证

(1)症状表现:乳房胀痛或刺痛,乳房肿块随喜怒消长;伴胸闷胁胀,善郁易怒,失眠多梦;舌质淡红、苔薄白,脉弦和细涩。

(2)治疗法则:疏肝解郁,化痰散结。

(3)经穴处方:膻中、期门、丰隆。

简 单 配 穴		
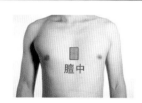	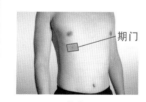	
膻中	期门	丰隆

(二)冲任失调证

(1)症状表现:乳房出现肿块或胀痛,经前加重,经后缓减;伴腰酸乏力,神疲倦怠,头晕,月经周期失调,量少色淡,甚或经闭;舌淡、苔白,脉沉细。

(2)治疗法则:调摄冲任。

(3)经穴处方:膻中、关元、三阴交。

简 单 配 穴		
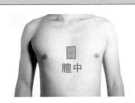	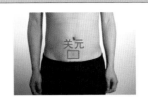	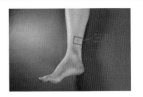
膻中	关元	三阴交

三、小贴士

（1）若伴随有月经失调及子宫、附件的慢性炎症，应及时治疗。

（2）每3个月复查1次，特别是未排除乳腺癌可能者，必要时应手术治疗。

（3）保持心情舒畅。控制脂肪类食物的摄入。

第九章 以膏代灸调理妇儿科病证*

第一节 痛　经

痛经是指妇女在月经期或月经期前后出现小腹冷痛,或痛引腰骶,甚者剧痛难忍的病证,本病以年轻妇女为多见。西医学将本病分为原发性痛经与继发性痛经两类。生殖器官无器质性病变者称为原发性痛经或功能性痛经,常发生于月经初潮后不久的未婚或未孕的年轻妇女,常于婚后或分娩后自行消失。生殖器官器质性病变所引起的痛经称为继发性痛经,常见于子宫内膜异位症、急慢性盆腔炎、肿瘤、子宫颈口狭窄及阻塞等。本病常与生殖器官局部病变、精神因素和神经、内分泌因素有关。

一、病因病机

（一）病因

受寒饮冷,起居不慎,情志不调,先天不足,久病体虚等。

（二）病机

（1）实证:冲任瘀阻,气血运行不畅,胞宫经血流通受阻,不通则痛。

（2）虚证:冲任虚损,胞宫、经脉失却濡养,不荣则痛。

二、症状与治疗

（一）实证

（1）症状表现:经行不畅,少腹疼痛拒按,多在经前或经期疼痛剧烈,经色紫红或紫黑,有血块,下血块后疼痛缓解。

（2）治疗法则:行气活血,调经止痛。

（3）经穴处方:中极、地机、次髎。

---

* .图中男性模特仅用于取穴参考。

简 单 配 穴		
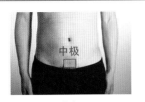		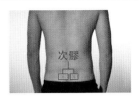
中极	地机	次髎

（二）虚证

（1）症状表现：腹痛多在经后，小腹绵绵作痛，少腹柔软喜按，月经色淡、量少。

（2）治疗法则：调补气血，温养冲任。

（3）经穴处方：关元、足三里、三阴交。

简 单 配 穴		
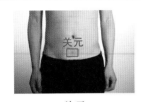	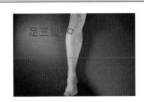	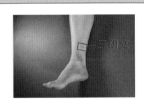
关元	足三里	三阴交

三、小贴士

（1）温灸膏对原发性痛经治疗有较好的效果。对继发性痛经，应明确诊断原发病，进行综合治疗。

（2）注意经期卫生，经期避免重体力劳动、剧烈运动和精神刺激，防止受凉、过食生冷。

第二节 月经不调

月经不调是指月经的周期、经色、经量、经质等出现异常改变，并伴有其他症状的疾病。本节以月经周期的异常作为本病的主要症状介绍，而经期的异常往往会伴有经量、经色、经质的异常，临证时当全面分析。月经不调可分为月经先期（经早）、月经后期（经迟）、月经先后无定期（经乱）。西医学认为，月经受垂体前叶和卵巢分泌的激素的调节，而呈现周期性子宫腔流血。如丘脑下部-垂体-卵巢三者之间的动态关系失于平衡，则导致其功能失常而产生月经不调。

一、病因病机

（一）病因

感受寒邪、饮食伤脾或情志不畅等。

（二）病机

冲任失调，脏腑功能失常，气血不和。

二、症状与治疗

（一）月经先期

（1）症状表现：月经周期提前 7 日以上，甚至 10 余日一行。

（2）治疗法则：理气调血，固摄冲任。

（3）经穴处方：关元、血海、三阴交。

简 单 配 穴		
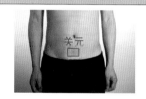	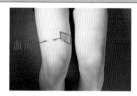	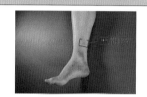
关元	血海	三阴交

（二）月经后期

（1）症状表现：月经推迟 7 日以上，甚至 40～50 日一潮。

（2）治疗法则：益气和血，调畅冲任。

（3）经穴处方：归来、气海、三阴交。

简 单 配 穴		
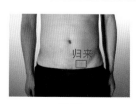	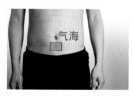	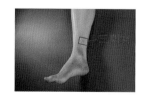
归来	气海	三阴交

（三）月经先后不定期

（1）症状表现：月经或提前或错后 1～2 周，连续 2 个月经周期以上，经量或多或少。

（2）治疗法则：调补肝肾，调理冲任。

（3）经穴处方：太冲、三阴交、水泉。

处 方 配 穴

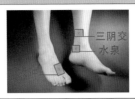

简 单 配 穴

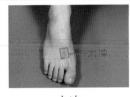	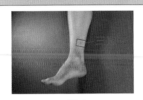	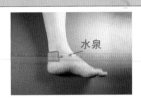
太冲	三阴交	水泉

三、小贴士

（1）温灸膏对月经不调有很好的疗效，如为生殖系统器质性病变引起的月经不调，应及早做适当处理。

（2）一般多在经前5～7天开始治疗，至下次月经来潮前再治疗，连续治疗3～5个月，直到病愈。

（3）注意经期卫生，少进生冷及刺激性食物；调摄情志，避免精神刺激；适当减轻体力劳动强度。

第三节　更年期综合征

更年期综合征是指妇女在绝经期前后，出现以经行紊乱或绝经为主症，伴烘热汗出、头晕耳鸣、心悸失眠、烦躁易怒的病证。本病相当于西医学的围绝经期综合征，手术切除双侧卵巢或接受放射治疗的年轻妇女也可出现类似症状，均可参照治疗。

一、病因病机

（一）病因

先天禀赋不足、情志所伤、劳逸失度、经孕产乳所伤等。

（二）病机

肾精不足，冲任亏虚。

二、症状与治疗

（1）症状表现：绝经期前后月经紊乱，潮热汗出，心悸心烦等。

（2）治疗法则：滋肾固本，调理冲任。

（3）经穴处方：肝俞、肾俞、三阴交。

简单配穴

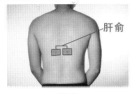 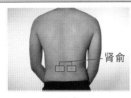 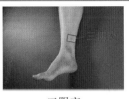

肝俞	肾俞	三阴交

三、小贴士

（1）温灸膏治疗本病有较好的效果，但应重视与心理治疗结合。

（2）加强滋肾调理，应调情志、节嗜欲、慎起居，做到"恬淡虚无"。

（3）诊断本病时应做健康检查和妇科检查，以排除有关器质性病变。

第四节　不　孕　症

　　不孕症又称绝子、无子，指育龄妇女未避孕，其配偶生殖功能正常，婚后有正常性生活，同居两年以上而未怀孕者，或曾有过生育或流产，而又两年以上未怀孕者；前者称原发性不孕，后者为继发性不孕。古人所称之"五不女"，即螺、纹、鼓、角、脉五种，大多属先天性生理缺陷，非针灸所能奏效，不属本节讨论之列。不孕症常见于输卵管炎、卵巢炎、子宫内膜炎、宫颈炎以及内分泌失调等。

一、病因病机

（一）病因

　　先天禀赋不足、房事不节、反复流产、情志失调、饮食所伤等。病位在胞宫，与冲、任二脉及肾、肝、脾关系密切。

（二）病机

　　虚证多为肾虚胞寒，实证多为肝气郁结或痰瘀互阻，导致冲任气血失调。

二、症状与治疗

（一）肾虚证

（1）症状表现：婚后不孕，兼见月经后期，量少色淡，面色晦暗，性欲淡漠，腰膝酸软，小便清长，大便不实，舌淡苔白，脉沉细或沉迟。

（2）治疗法则：补肾益精，调理冲任。

（3）经穴处方：太溪、肾俞、三阴交。

简 单 配 穴		
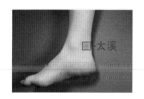	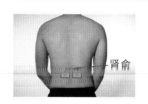	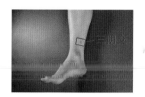
太溪	肾俞	三阴交

（二）肝气郁结证

（1）症状表现：多年不孕，经期先后不定，经来腹痛，行而不畅，量少、色暗、有块，经前乳房胀痛，精神抑郁，烦躁易怒，舌质正常或暗红，苔薄白，脉弦。

（2）治疗法则：疏肝解郁，调理冲任。

（3）经穴处方：肝俞、太冲、三阴交。

简 单 配 穴		
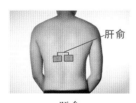	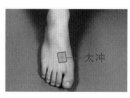	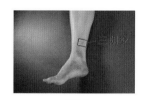
肝俞	太冲	三阴交

（三）脾虚痰阻证

（1）症状表现：婚后久不受孕，形体肥胖，经行推后而不畅，夹有血块，甚或闭经，带下量多，质黏稠，头晕心悸，胸胁胀满，纳呆泛恶，苔白腻，脉滑。

（2）治疗法则：健脾化痰，调理冲任。

（3）经穴处方：丰隆、归来、足三里。

简 单 配 穴		
	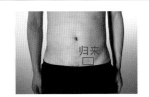	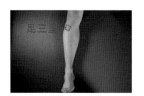
丰隆	归来	足三里

三、小贴士

（1）引起不孕的原因很多，应同时对其配偶进行检查，排除男方因素，以便针对性治疗。

（2）治疗期间应注意调畅情志及经期卫生，节欲、蓄精，掌握排卵日期，以利于受精。

第五节 产后缺乳

产后缺乳是指产后哺乳期内产妇乳汁甚少或全无，又称"产后乳少""乳汁不足""乳汁不行"等。本病病位在乳房，足厥阴肝经至乳下，足阳明胃经过乳房，足太阴脾经行乳外，故本病与肝、胃、脾关系密切。西医学认为，产后泌乳是一个复杂的神经-体液调节的过程，哺乳方法、营养、睡眠、情绪及健康状况等因素可影响乳汁分泌。

一、病因病机

（一）病因

素体亏虚或形体肥胖、分娩失血过多及产后情志不畅，操劳过度，缺乏营养等。

（二）病机

气血不足，乳汁无以化生；或气机不畅，乳络不通。

二、症状与治疗

（1）症状表现：产后乳汁分泌量少，甚或乳汁全无。

（2）治疗法则：调理气血，疏通经络。

（3）经穴处方：膻中、肩井、太冲。

简单配穴		
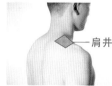膻中	肩井	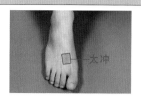太冲

三、小贴士

(1) 温灸膏治疗产后缺乳效果较好,应积极早期治疗。发病时间越短,温灸膏治疗效果越好。

(2) 哺乳期应心情舒畅,避免过度劳累,保证充足睡眠,掌握正确的哺乳方法。

第六节　子宫脱垂

　　子宫脱垂是指子宫从正常位置沿阴道下垂,子宫颈外口达坐骨棘水平以下,甚至子宫全部脱出阴道口外,常与阴道前壁膨出并发。此为体力劳动妇女常见病证之一,多发生于40～70岁妇女,其中以50～60岁发病率最高。本病属于中医学"阴挺"的范畴。常为产伤处理不当、产后过早参加体力劳动而致腹压增加,或因导致肌肉、筋膜、韧带张力降低的各种因素而发病。

一、病因病机

(一) 病因

(1) 外感因素:久居湿秽之地。

(2) 内伤因素:素体虚弱,房劳多产,体虚久病。

(二) 病机

(1) 湿热下注:湿热下注,胞络受损,失于固摄。

(2) 脾肾气虚:气虚不固,胞宫失摄。

二、症状与治疗

(一) 湿热下注证

(1) 症状表现:子宫脱出日久,黏膜表面糜烂,黄水淋漓,外阴肿胀灼痛,小便黄赤,口干口苦,舌红、苔黄腻,脉滑数。

(2) 治疗法则:清利湿热,举陷固胞。

（3）经穴处方：阴陵泉、中极、蠡沟。

简单配穴		
	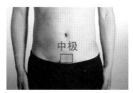	
阴陵泉	中极	蠡沟

（二）脾肾气虚证

（1）症状表现：子宫下垂，小腹及会阴部有下坠感，过劳则加剧，平卧则减轻。伴四肢乏力、少气懒言、带下色白、量多质稀、腰酸腿软、头晕耳鸣和小便频数、色清，舌淡，苔白滑，脉沉细弱。

（2）治疗法则：补益脾肾，升阳固脱。

（3）经穴处方：气海、命门、足三里。

简单配穴		
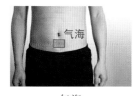	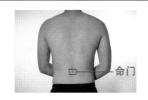	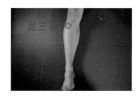
气海	命门	足三里

三、小贴士

（1）温灸膏对Ⅰ度、Ⅱ度子宫脱垂疗效明显。对Ⅲ度子宫脱垂患者宜针药并用，综合治疗。

（2）治疗期间指导患者做提肛练习。

（3）积极治疗引起腹压增高的病变，例如习惯性便秘、慢性支气管炎等。

（4）治疗期间患者应注意休息，切勿过于劳累，不宜久蹲及从事担、提重物等体力劳动。

第七节　小儿厌食

小儿厌食指小儿较长时间的食欲不振。属于中医学"恶食""不嗜食"的范畴。小儿厌食的原因很多，可以由消化系统疾病如胃肠炎、肝炎、便秘和全身性疾病如贫血、结核病、锌缺乏、维生素 A 或 D 中毒以及服用引起恶心、呕吐的药物等引起。家长喂养不当,对小儿的进食过度关心以致打乱了进食习惯;或小儿好零食或偏食、喜香甜食物、盛夏过食冷饮;或小儿过度紧张、恐惧、忧伤等均可引起厌食。

一、病因病机

（一）病因

喂养不当、他病伤脾、先天不足、情志失调。

（二）病机

脾胃失健,运化失常。

二、症状与治疗

（1）症状表现:食欲不振,厌恶进食,食而乏味,食量减少;或伴胸脘痞闷,大便不调,偶尔多食后则脘腹饱胀;或伴有嗳气频繁;或食少饮多,皮肤失润。

（2）治疗法则:运脾开胃。

（3）经穴处方:中脘、梁门、足三里。

处方配穴	
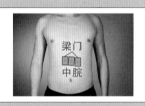	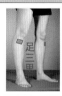

简单配穴		
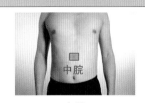	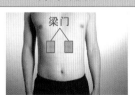	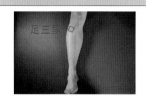
中脘	梁门	足三里

三、小贴士

（1）饮食调理、生活规律和精神调节对小儿厌食的康复具有重要意义。饮食宜定时,勿过饥、过饱,忌食生冷、刺激性食物,保持心情舒畅。

（2）小儿厌食有时可见于消化系统疾病如胃肠炎、肝炎和全身性疾病如贫血、结核病、锌缺乏、维生素 A 或 D 中毒等,须注意鉴别,以免延误病情。

（3）小儿厌食病程较长者,易转为疳积,须注意及时治疗,以免造成严重后果。

第八节　小儿遗尿

小儿遗尿指3周岁以上的小儿睡眠中不能自行控制而排尿的病证。本病又称遗溺。3岁以下的小儿由于脑髓未充,智力未健,正常的排尿习惯尚未养成,尿床不属病态。年长小儿因贪玩少睡、过度疲劳、睡前多饮等偶然尿床者也不作病论。西医学认为,本病因大脑皮层、皮层下中枢功能失调而引起。中医学认为,本病多因肾气不足、下元亏虚,或脾肺两虚、下焦湿热等导致膀胱约束无权而发生。

本病的发生男孩多于女孩,部分有明显的家族史。病程较长,常反复发作。

一、病因病机

（一）病因

先天禀赋未充、后天发育迟滞;肺、脾、肾功能失调;肝经湿热。

（二）病机

三焦气化失司,膀胱约束不利。

二、症状与治疗

（1）症状表现:夜间遗尿,或夜尿多而清长,面色少华,神疲乏力;或寐不安宁,烦躁叫扰;或尿量少而色黄,性情急躁。

（2）治疗法则:温补下元、固涩膀胱为主法。肝经湿热治以清利湿热。

（3）经穴处方:中极、膀胱俞、关元俞。

简单配穴		
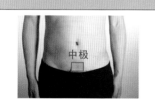	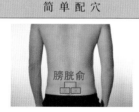	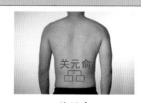
中极	膀胱俞	关元俞

三、小贴士

（1）温灸膏治疗小儿遗尿效果颇佳,一般治疗1～2个疗程即可见效。有效率可达90%以上。但对于伴有隐性脊柱裂的小儿遗尿效果欠佳,且容易复发,需进行综合治疗。

（2）温灸膏治疗小儿遗尿效果较好,但对某些器质性病变引起的遗尿,应治疗其原发病。

（3）治疗期间应嘱家属密切配合,逐渐养成自觉起床排尿的习惯,避免过度疲劳,晚间适当限制进水量。

（4）排除器质性疾病:如尿崩、糖尿病、尿路结石感染。

第九节 小儿脑瘫

小儿脑瘫是指从出生后一个月内脑发育尚未成熟阶段,由于非进行性脑损伤所致的以机体各运动功能障碍为主的综合征。本病是小儿时期常见的中枢神经障碍综合征,病变部位在脑,累及四肢,常伴有智力缺陷、癫痫、行为异常、精神障碍及视觉、听觉、语言障碍等症状。本病类似于中医的五迟、五软。五迟是以小儿发育识缓为特征,五软是以小儿痿软无力为主症,脑瘫患儿既可两者单独出现,也常互为并见。

一、病因病机

（一）病因

（1）先天因素:父母精血虚损,或孕期调摄失宜。

（2）后天因素:难产、产伤;或温病后因高热惊厥、昏迷造成脑络受损;或乳食不足,哺养失调。

（二）病机

肾脾不足,累及五脏,导致五脏不足,生长发育障碍,运动、神志功能低下。

二、症状与治疗

（1）症状表现:肢体瘫痪,智力低下,生长发育迟缓,语言发育迟缓;或筋脉拘急,屈伸不利;或四肢痿弱,手不能举,足不能立,咀嚼乏力,口开不合,舌伸外出,涎流不禁;或反应迟钝,肢体麻木。

（2）治疗法则:补益肝肾,益气养血,疏通经络,强筋壮骨。

（3）经穴处方:大椎、命门、悬钟。

简 单 配 穴		
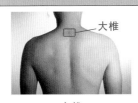	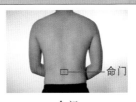	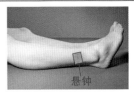
大椎	命门	悬钟

三、小贴士

（1）加强卫生宣教工作，普及妊娠期、哺乳期保健常识和育儿知识。

（2）五迟、五软属于虚弱之病，患病后应加强饮食调理，以富有营养和易消化的食物为主，如芡实、山药等有补脾生肌功效的食物。

（3）平时宜用小儿推拿以锻炼肌力，也可艾灸背部，可促进血液循环和肌肉活动，有利于五迟、五软的恢复。

（4）本病病程长，治疗非一日之功，应长期坚持。

第十章 以膏代灸调理五官科病证

第一节 目赤肿痛

目赤肿痛为多种眼疾病中的一个急性症状,以目赤而痛、羞明多泪为主要表现,又称"赤眼""风眼热""暴风客热"等,俗称"红眼病"。往往双眼同时发病,春夏两季多见。常见于西医学的急慢性结膜炎、流行性结膜炎等。

一、病因病机

(一)病因

外感风热、肝胆火盛。

(二)病机

(1) 外感风热:经脉闭塞,血壅气滞交攻于目。

(2) 肝胆火盛:火郁不宣,循经上扰,气血壅滞于目,使目睛肿痛。

二、症状与治疗

(一)外感风热证

(1) 症状表现:白睛红赤,沙涩灼热,怕光流泪,分泌物多且清稀。

(2) 治疗法则:疏风,解表,清热。

(3) 经穴处方:合谷、曲池、太阳。

简 单 配 穴		
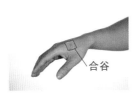	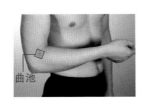	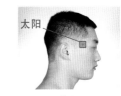
合谷	曲池	太阳

(二)肝胆火盛证

(1) 症状表现:白睛红赤,胞睑肿胀,怕光刺痛,热泪如汤,分泌物多且黏。重者白睛点状或片状溢血,黑睛生星翳。

（2）治疗法则:清热,凉血,解毒。

（3）经穴处方:太冲、大椎、太阳。

简 单 配 穴

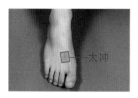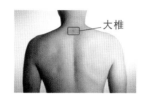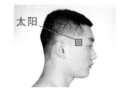

太冲	大椎	太阳

三、小贴士

（1）本病为急性传染病,注意隔离。

（2）注意眼部卫生,不要用手揉搓眼,保证睡眠充足,避免用眼过度。

（3）发病期间忌食辛辣刺激、海鲜等发物。

第二节　近　　视

近视是以看近物清晰、视远物模糊为主要特征的一种眼病,为眼科屈光不正疾病之一,古称"能近怯远证"。清代黄庭镜《目经大成》开始称为"近视",与今相同。本病多见于青少年。

一、病因病机

（一）病因

肝肾亏虚,脾气虚弱,心阳不足。

（二）病机

先天禀赋不足,后天发育不良,用眼不当,目络瘀阻,目失所养。

二、症状与治疗

（一）肝肾亏虚证

（1）症状表现:视物昏暗,眼前黑花飞舞,头昏耳鸣,多梦,腰膝酸软。

（2）治疗法则:滋补肝肾,益气明目。

（3）经穴处方:光明、肝俞、肾俞。

简 单 配 穴		
	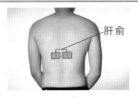	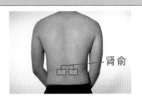
光明	肝俞	肾俞

（二）脾气虚弱证

（1）症状表现：视物模糊，双目疲劳，食欲不振，腹胀腹泻，肢体乏力。

（2）治疗法则：补中益气，养血明目。

（3）经穴处方：脾俞，胃俞，足三里。

处 方 配 穴	
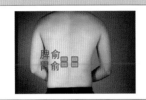	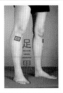

简 单 配 穴		
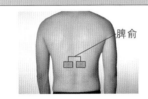	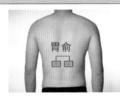	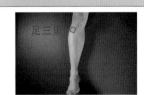
脾俞	胃俞	足三里

（三）心阳不足证

（1）症状表现：视力减退，瞳仁无神。神疲乏力，畏寒肢冷，心烦，失眠健忘。

（2）治疗法则：温补心阳，安神明目。

（3）经穴处方：内关、心俞、膈俞。

处 方 配 穴
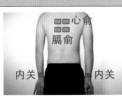

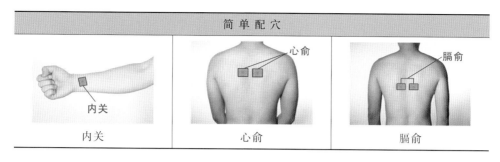

简单配穴		
内关	心俞	膈俞

三、小贴士

（1）传统的温灸膏疗法对提高视力有一定的疗效，尤其对于轻、中度近视和假性近视疗效较好。

（2）避免长时间近距离看书、看电视等，避免用眼过度，坚持做眼保健操。

（3）注意眼部卫生，养成良好的用眼习惯。

第三节　耳鸣、耳聋

耳鸣、耳聋都是听觉异常、听力下降的病证。耳鸣是自觉耳内鸣响，妨碍听觉的症状；耳聋则是听力不同程度的减退，甚至完全丧失，其轻者又称为"重听"。临床上，耳鸣、耳聋既可单独出现、先后发生，亦常同时并见。引起耳鸣、耳聋最常见的疾病包括耳科疾病、脑血管疾病、高血压、动脉硬化、贫血、红细胞增多症、糖尿病、感染性疾病、药物中毒及外伤性疾病等。

一、病因病机

（一）病因

（1）实证因素：外感风热或内伤情志，饮食所伤。

（2）虚证因素：情志失调，久病体虚、气血不足，劳倦纵欲、肾精亏耗。

（二）病机

（1）实证：邪阻经络，络脉不通，清窍不利。

（2）虚证：肝、脾、肾三脏功能失调，精血不足。

二、症状与治疗

（一）实证

（1）症状表现：暴病耳聋，或耳中溃胀，鸣声隆隆不断，按之不减。

（2）治疗法则：清肝泻火，豁痰开窍。

（3）经穴处方：听宫、翳风、中渚。

处 方 配 穴

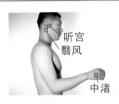

简 单 配 穴

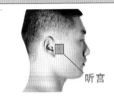

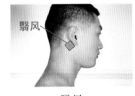

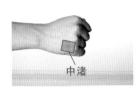

听宫	翳风	中渚

（二）虚证

（1）症状表现：久病耳聋，耳中如蝉鸣，时作时止，劳累则加剧，按之鸣声减弱。

（2）治疗法则：健脾益气，补肾填精。

（3）经穴处方：耳门、脾俞、肾俞。

处 方 配 穴

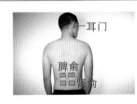

简 单 配 穴

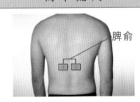

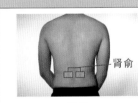

耳门	脾俞	肾俞

三、小贴士

（1）温灸膏治疗耳鸣、耳聋有一定疗效。但对鼓膜损伤致听力完全丧失者疗效不佳。

（2）引起耳鸣、耳聋的原因十分复杂，在治疗中应明确诊断，配合原发病的治疗。

（3）生活规律和精神调节对耳鸣、耳聋患者的健康具有重要意义。应避免劳倦，节制房事，调适情绪，保持耳道清洁。

第四节　鼻　　炎

鼻炎是指鼻腔黏膜的炎性病变，分为急性、慢性和过敏性三种。急性鼻炎是鼻腔黏膜的急性感染性炎症，慢性鼻炎包括单纯性鼻炎、肥厚性鼻炎和萎缩性鼻炎，为鼻黏膜和黏膜下组织的慢性炎性疾病，可由急性鼻炎日久不愈迁延而来，或由灰尘或化学物质长期刺激而致。过敏性鼻炎又名"变态反应性鼻炎"，是由多种特异性过敏原引起的鼻黏膜变态反应性疾病。

一、病因病机

（一）病因

外感风邪，气滞血瘀，气虚邪滞。

（二）病机

（1）外感风邪：风热或风寒乘虚而入，犯及鼻窍，津液停聚，遂致鼻窍阻塞不通。

（2）气滞血瘀：邪滞鼻窍或邪毒久留、气滞血瘀，阻塞鼻窍。

（3）气虚邪滞：肺气虚弱或脾虚、肾气亏虚使肺气受损，致长期鼻道不通。

二、症状与治疗

（一）外感风邪证

（1）症状表现：外感风寒者鼻塞较重，喷嚏频作，涕多而清稀，鼻音重浊，伴头痛、身痛、无汗、恶寒、舌淡、苔薄白、脉浮紧。外感风热者鼻塞而干，时重时轻；或鼻痒气热，涕少黄稠，发热恶风，头痛，咽痛，口渴喜饮，舌质红、苔白或微黄，脉浮数。

（2）治疗法则：祛风通络，通利官窍。

（3）经穴处方：列缺、迎香、印堂。

处方配穴
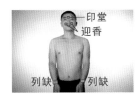

简单配穴
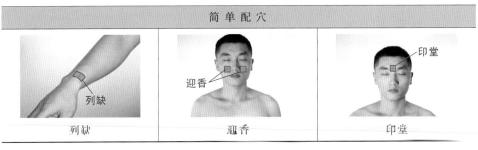

（二）气滞血瘀证

（1）症状表现：持续性鼻塞，涕多而黏，色白或黄稠，嗅觉不敏，声音不畅，舌质红或有瘀点，脉弦细涩。

（2）治疗法则：行气，导滞，化瘀。

（3）经穴处方：合谷、膈俞、鼻通。

简单配穴
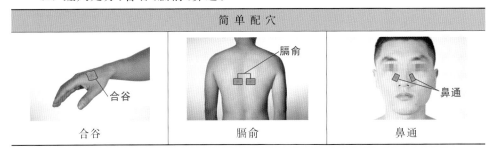

（三）气虚邪滞证

（1）症状表现：鼻塞时轻时重或昼轻夜重，涕黏而稀，遇寒加重，头晕头重，舌淡红、苔薄白、脉缓。兼肺气虚者鼻腔发痒闷胀，喷嚏频作，鼻塞，流清涕，自汗；兼脾气虚者气短音低，倦怠懒言，纳差，腹胀、腹泻；兼肾气虚者形寒肢冷，腰膝酸软，舌胖而淡、苔薄白、脉虚弱。

（2）治疗法则：补肺健脾，补肾益气。

（3）经穴处方：脾俞、肺俞、足三里。

处　方　配　穴	
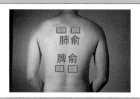	
简　单　配　穴		

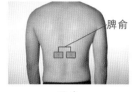	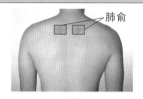	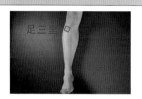
脾俞	肺俞	足三里

三、小贴士

（1）急性期应适当休息,食易消化且富有营养之品,多饮温开水,保持大便通畅。

（2）过敏性鼻炎应查找过敏原,避免接触。

（3）经常锻炼身体,适当户外运动,增强抵抗力。

（4）积极治疗上呼吸道疾病。

第五节　牙　　痛

牙痛,是口腔疾病中最常见的症状,每因冷、热、酸、甜等刺激而发作或加重,可伴有牙龈肿痛、牙龈出血、龈肉萎缩、牙齿松动、咀嚼困难或有龋齿存在等症状。牙痛常常作为一个症状,多见于西医学的龋齿、牙髓炎、牙周炎或牙周脓肿、冠周炎及牙周本质过敏等疾病中。

一、病因病机

（一）病因

风火外袭,胃火炽盛,阴虚火旺。

（二）病机

（1）风火外袭:风火犯表,热邪熏灼牙周,牙龈红肿,疼痛剧烈。

（2）胃火炽盛:过食辛辣煎炒之物,引动胃火上蒸,津液受灼,侵犯牙龈,引起疼痛。

（3）阴虚火旺：肾阴不足，阴液不能上润牙齿，虚火上炎，引起牙痛。

二、症状与治疗

（一）风火外袭证

（1）症状表现：发作急骤，牙痛剧烈，牙龈红肿，喜凉恶热。兼发热、口渴、腮颊肿胀。舌红、苔薄黄，脉浮数。

（2）治疗法则：祛风泻火，消肿止痛。

（3）经穴处方：颊车、二间、曲池。

处 方 配 穴
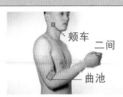

简 单 配 穴		
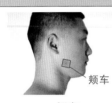	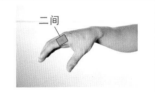	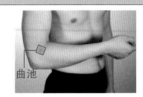
颊车	二间	曲池

（二）胃火炽盛证

（1）症状表现：牙痛剧烈，牙龈红肿甚至出血，遇热更甚。伴口臭、尿赤、便秘。舌红、苔黄，脉洪数。

（2）治疗法则：清泻胃热，消肿止痛。

（3）经穴处方：颊车、下关、内庭。

简 单 配 穴		
颊车	下关	内庭

（三）阴虚火旺证

（1）症状表现：牙齿隐隐作痛，时作时止，午后或夜晚加重，日久不愈可见齿龈萎缩，甚则牙根松动。伴腰膝酸软、头晕眼花。舌质红嫩、少苔或无苔，脉细数。

（2）治疗法则：滋阴生津，消肿止痛。

（3）经穴处方：颊车、照海、太溪。

简 单 配 穴		
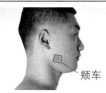	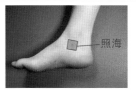	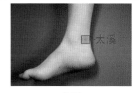
颊车	照海	太溪

三、小贴士

（1）牙痛的发病原因有很多，应针对不同的原发病进行治疗。

（2）注意口腔卫生，避免过度咀嚼硬物和冷、热、酸、甜等刺激。

（3）注意与三叉神经痛相鉴别。

第六节　咽喉肿痛

咽喉肿痛以咽喉红肿疼痛、吞咽不适为特征，属于中医学"喉痹""急喉风""慢喉风""乳蛾""喉蛾"的范畴。常见于西医学的急性咽炎、扁桃体炎、扁桃体周围脓肿、咽后脓肿、咽旁脓肿、急性喉炎等疾病。

一、病因病机

（一）病因

风热蕴肺，胃火痰盛，阴虚火旺。

（二）病机

（1）风热蕴肺：风热犯肺，热邪熏灼肺系，咽喉闭阻不通，不通则痛。

（2）胃火痰盛：过食辛辣煎炒之物，引动胃火上蒸，津液受灼，煎炼成痰，痰火蕴结，不通则痛。

（3）阴虚火旺：肾阴不足，阴液不能上润咽喉，虚火上炎，灼于咽喉，咽喉失却濡养，不荣则痛。

二、症状与治疗

（一）风热蕴肺证

（1）症状表现：咽部红肿疼痛，干燥灼热。可伴有发热、汗出、头痛、咳嗽有痰、小便黄。舌质红、苔薄白或微黄，脉象浮数。

（2）治疗法则：清热泻火，消肿止痛。

（3）经穴处方：少商、列缺、尺泽。

处 方 配 穴
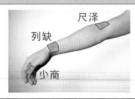

简 单 配 穴		
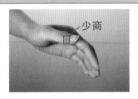	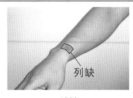	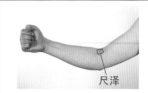
少商	列缺	尺泽

（二）胃火痰盛证

（1）症状表现：咽部红肿，灼热疼痛，咽喉有堵塞感，高热，口渴喜饮，头痛，痰黄黏稠，大便秘结，小便短赤，舌红、苔黄，脉数有力。

（2）治疗法则：清泻胃热，祛痰清肺。

（3）经穴处方：内庭、丰隆、曲池。

简 单 配 穴		
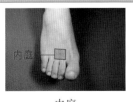		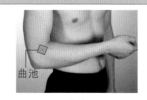
内庭	丰隆	曲池

（三）阴虚火旺证

（1）症状表现：咽部微肿、疼痛，喉间有异物感，咽干喉燥，声音嘶哑，不欲饮水,手足心热,午夜尤甚,舌红、少苔,脉细数。

（2）治疗法则:滋阴养肺,和络止痛。

（3）经穴处方:列缺、照海、三阴交。

简　单　配　穴		
列缺	照海	三阴交

三、小贴士

（1）注意对原发病的配合治疗。

（2）避免有害气体的不良刺激,忌食辛辣刺激性食物,力戒烟酒。

（3）注意休息,减少或避免过度讲话,合理发音。

（4）积极锻炼身体,增强体质,提高机体抵抗力。